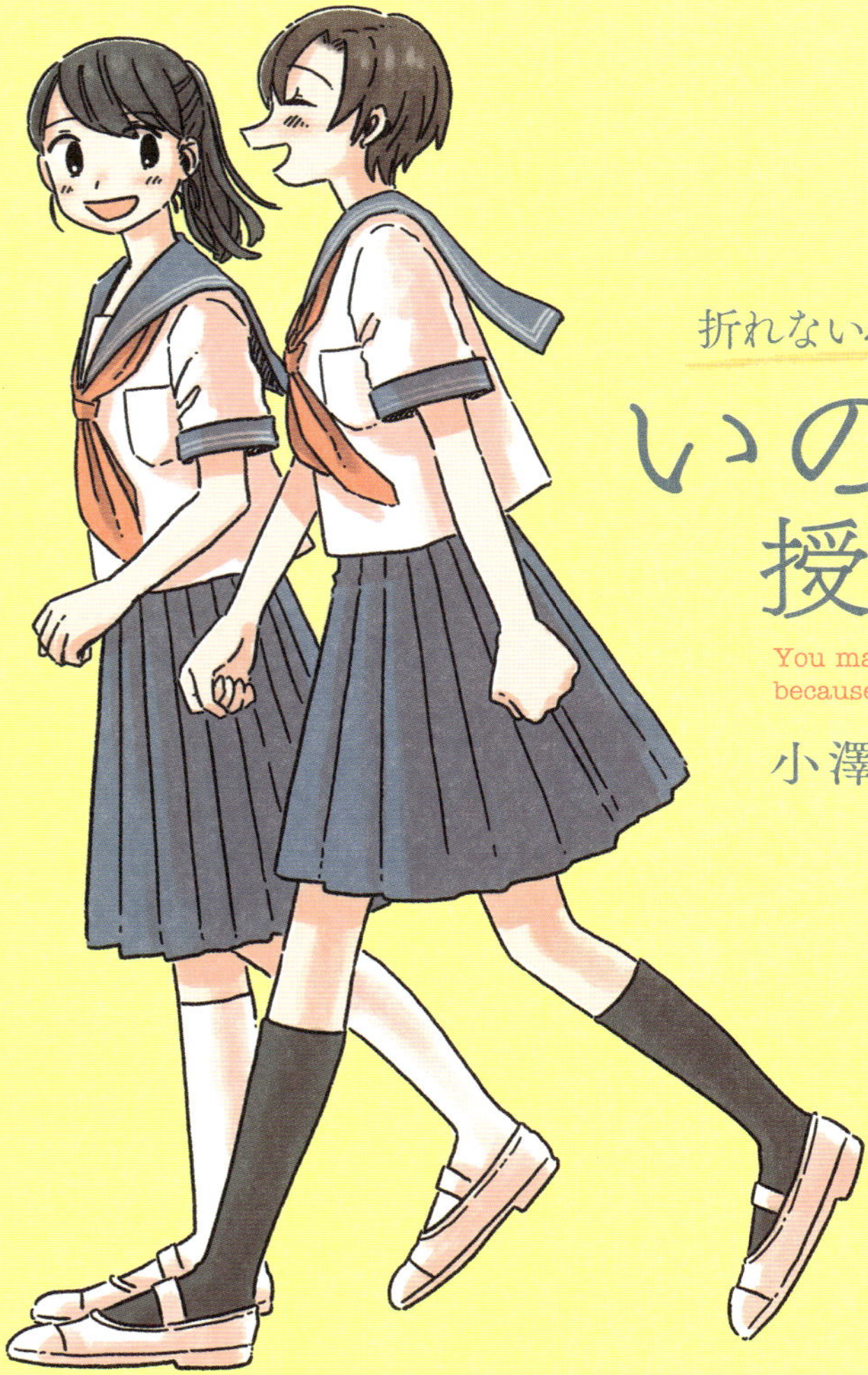

折れない心を育てる

いのちの授業

You matter
because you are you

小澤竹俊

角川書店

誰かの支えになろうとする人こそ
一番支えを必要としています

——小澤竹俊

はじめに　令和時代を生きていくあなたへ

私は、緩和《かんわ》ケア（主にがんの診療《しんりょう》において、痛みや心のケアを行う医療）を専門に行うホスピス医として、26年目を迎《むか》えます。

これまで多くの患者《かんじゃ》さんとお別れをしてきました。毎日のように人の死と向き合うことは、決して容易なことではありません。それでも、長年にわたってこの仕事を続けることができるのは、苦しむ人への援助《えんじょ》が、決して負の出来事だけではないからです。

人は、死を目の前にしても、実に多くのことに気づいていきます。家族がそばにいるだけで嬉《うれ》しかったり、何気ない友人の一言がすごく温かかったり、見過ごしていた庭の花に心を打たれたりします。

たとえまもなくお迎えが来ると知っていても、人は穏《おだ》やかになれます。そして、生きてきた自分の人生を振《ふ》り返りながら、「これでよかった」と自分を認め、家族や友人に優《やさ》しくなれます。

この話は、決して一部の人だけが起こす奇跡《きせき》ではありません。私たちすべての人が、その可能性を持ち合わせているのです。

世の中には、耐《た》えきれない苦しみを抱《かか》える人が多くいます。それは、決して病気の人だけではありません。見た目は平凡《へいぼん》に生活を送っている人であっても、誰《だれ》にも知り得ない苦しみを抱えていることがあります。苦しんでいる人は、誰にでも苦しみを打ち明けるのではありません。わかってくれる人にしか、その苦しみを打ち明けないからです。


なぜ私だけ、こんなに苦しまなければいけないの？

自分は誰からも必要とされていない。

自分なんてこの世から早く消え去れば良い。

誰にも私の気持ち、わかってもらえない。


あなたやあなたの友人にも、このような苦しみを持つ人は必ずいます。そのように悩《なや》み苦しむ、特に若い人たちに向けて、私がホスピスの現場で学んだ苦しみとの向き合い方や、たとえ今の自分が好きになれなかったとしても「自分はこれで良い」と思える自尊感情の育《はぐく》み方を届けたい、その願いを元に、この本を企画《きかく》しました。

私たちの人生は決して平坦《へいたん》ではありません。たとえ困難な道であったとしても、逃《に》げずに歩み続ける力を、この本を通してこれから社会に出ようとする若い人たちに伝えたいと思います。

2019年8月　めぐみ在宅クリニック　小澤竹俊《おざわたけとし》

目次

第2章 苦しむ人にあなたができること …… 61

登場人物紹介

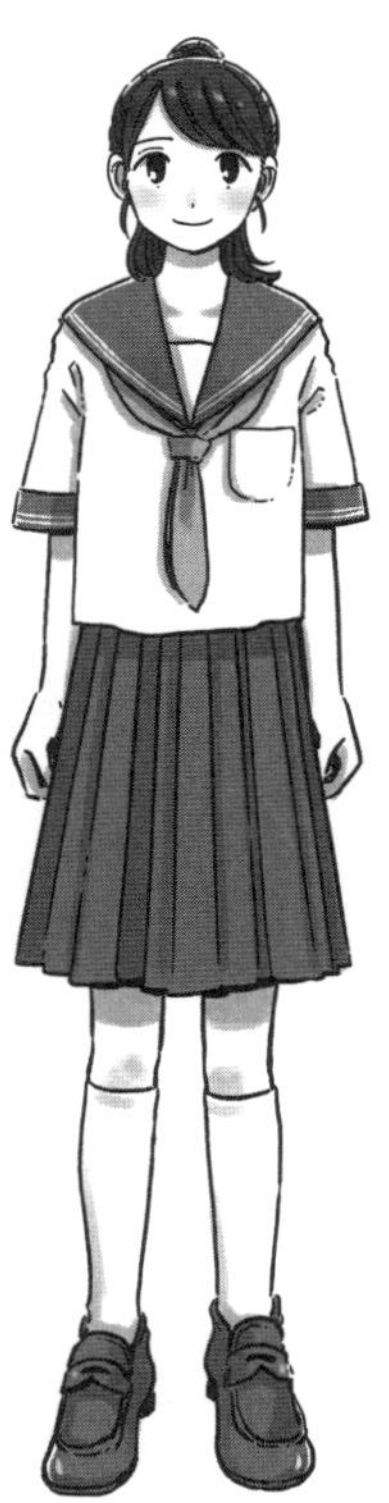

ユキ

バスケットボール部に所属する中学2年生。素直で活発なタイプで好奇心《こうきしん》が旺盛《おうせい》。おじいさんが大好きでずっと仲良しだったけど……

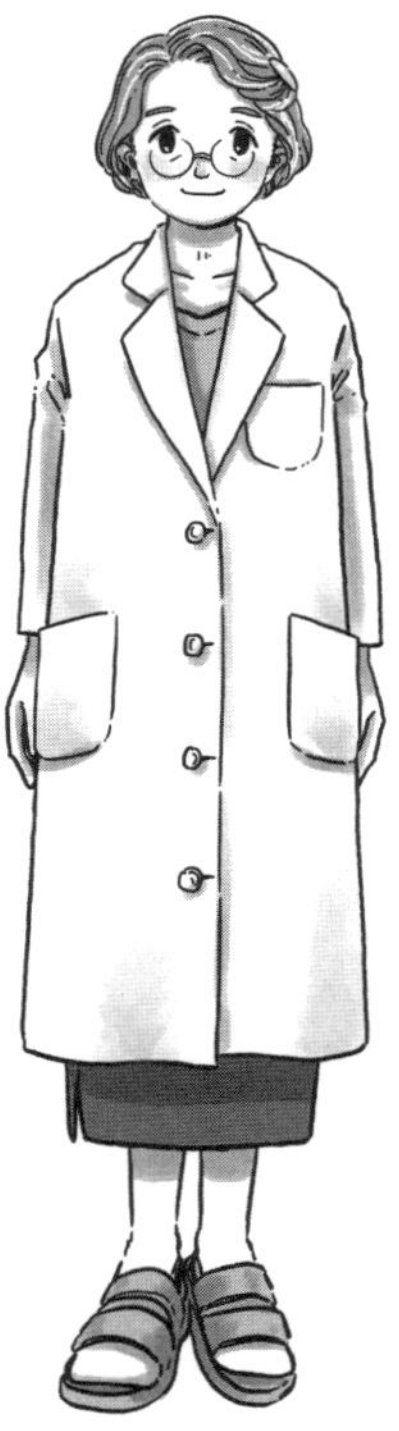

めぐみ先生

ユキを小さい頃から診療《しんりょう》しているお医者さん。ユキが悩む時に力になってくれる心の支え的存在。いつも穏《おだ》やかでニコニコしている

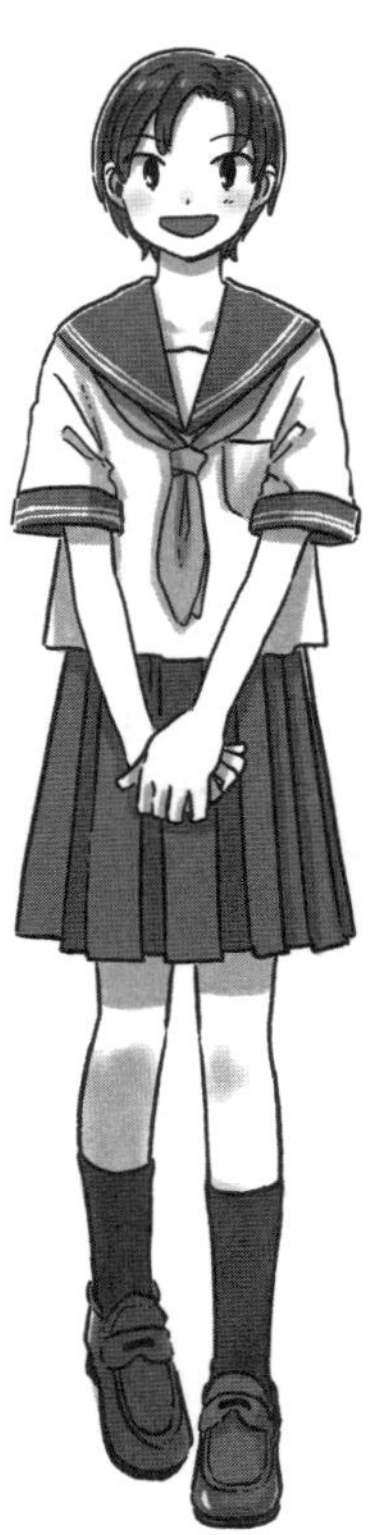

はるか

ユキの親友で中学2年生。同じバスケットボール部に所属。基本ひょうきんだが、1人で頑《がん》張《ば》ろうとして無理しすぎるところがある

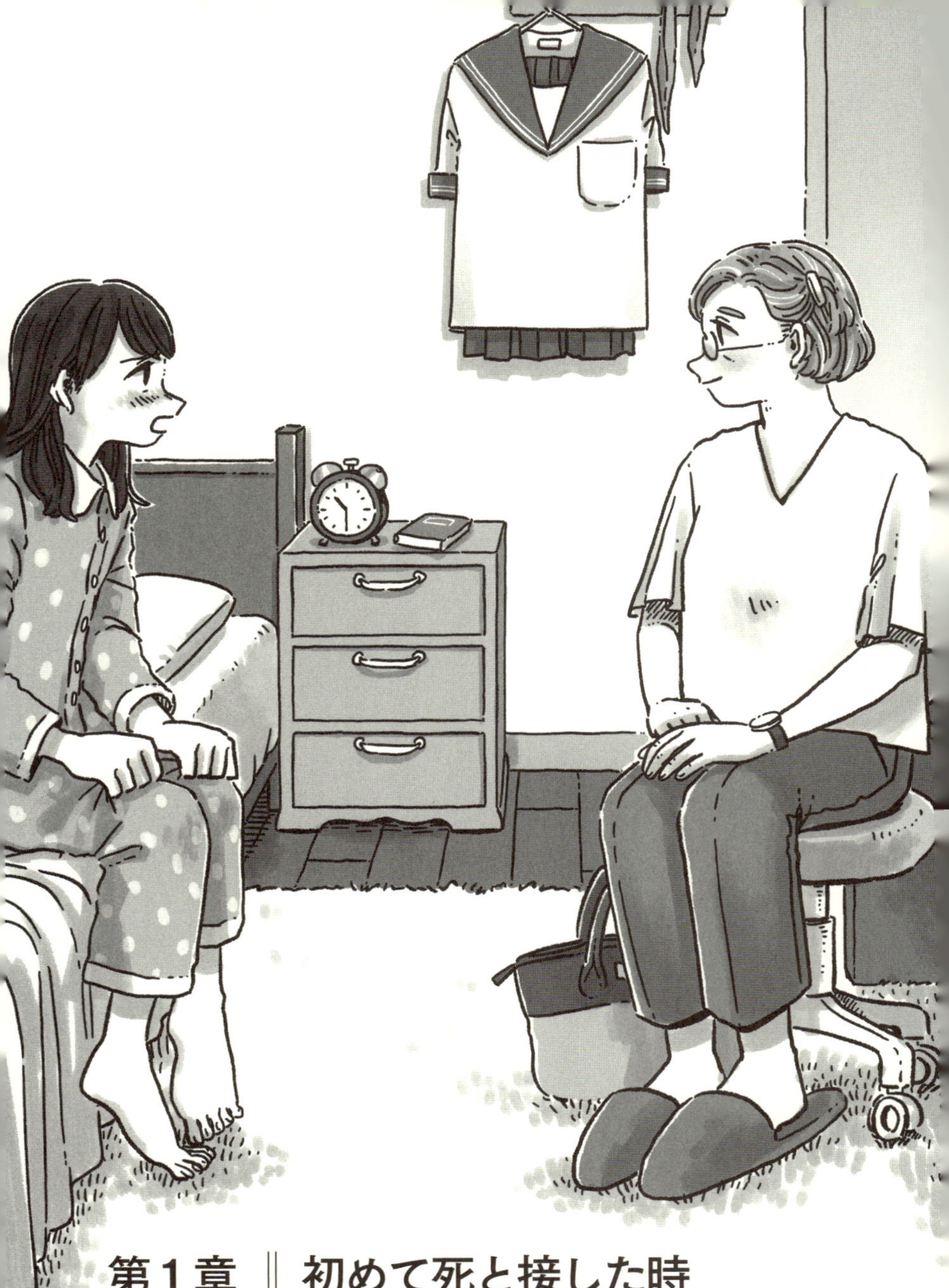

第１章　初めて死と接した時

1. 目が覚めなければいいのに

「もう、このままずっと眠って目が覚めなければいい……」

中学2年生のユキは、午前10時を過ぎてもまだ布団《ふとん》をかぶりながら、強くそう願っていました。

ユキが学校を休んでもう3日目。なかなか布団から起き上がろうとはしません。食欲もなく、気持ちは重たく、ずっと寝《ね》てばかりです。

「ユキ、今日は学校に行けそう?」

ユキのお母さんは、毎日そう声掛《こえか》けしていましたが、ユキは返事もしません。心配で医者へ連れて行こうとしても、聞く耳持たず。ユキは自分の世界に閉じこもってしまったようでした。

「おじいちゃんのこと、やっぱりショックだったのね……」

お母さんは、ユキの部屋からリビングに戻《もど》って、椅子《いす》に座りながら１人つぶやきました。ユキの大好きだったおじいさんが亡《な》くなったのは１週間前。その後から、ユキは体調を崩していきました。

◆◆◆

ユキの両親が共働きなこともあり、ユキは夏休みなど長期のお休みに入ると、近くに住むおじいさんの家でいつも過ごしていました。

いつも優《やさ》しく、孫のユキを見守ってくれていたおじいさん。ユキは嬉《うれ》しい時も悲しい時も、そばで温かく応援《おうえん》してくれたおじいさんが大好きでした。

ところが昨年の夏、おじいさんは肺がんにかかってしまいました。やがて、体はやせ細り、今までの元気で丈夫《じょうぶ》な姿は一変。ユキはその弱っていく様子に、ショックを隠《かく》し切れませんでした。そして今年の2月末には、食事の量が減ってしまい、とうとう入院してしまいました。

それでもユキは、勇気を振《ふ》りしぼって、心の支えであったおじいさんに会いに、学校の帰りに毎日病院へ通いました。おじいさんにどうしても元気でいてほしいユキは、

「頑張《がんば》ってこれ食べてね！　そしたら元気になるからね！」

といった具合に、ベッドのそばに座っておじいさんを励《はげ》まし続けました。

しかしながら、おじいさん本人は、もううんざりといった様子。ずっと窓の外を見続けるばかりでした。

そんな中、入院から1ヶ月ぐらいが経《た》った頃、おじいさんが退院することになりました。といっても、決して元気になったからではありません。おじいさんが、

「どうしても家に帰りたい」

と強く医師や家族に伝え、その希望が通ったのです。

ユキは退院に反対でした。

「こんなに体が弱っているのに退院なんておかしいよ！　もっと元気になってからじゃなければ、家になんて帰れないでしょ！」

と、強くお父さんやお母さんに訴《うった》えましたが、2人ともうつむいてしまい、はっきりと答

えてはくれませんでした。

おじいさんにも同じことを伝えましたが、「もう決めたことだ」と仏頂面《ぶっちょうづら》で繰《く》り返すばかりで、取り付く島もありませんでした。

やがてユキは、どんなに励ましても食事を食べようともしない、歩こうともしないおじいさんにいらだっていきました。せっかく食べてもらおうと頑張って作ってきた好物も少ししか口にしてもらえず、「おじいちゃんが歩きやすいように」とお小遣《こづか》いで買ってプレゼントした靴《くつ》も、たった一度しかはいてもらえませんでした。

そんな弱気になっていたおじいさんに、怒りをぶつけてしまいました。

――なんで食べてくれないの？

――なんで歩こうとしないの？

――なんで元気になろうとしてくれないの？

――私が一生懸命《いっしょうけんめい》頑張って、作ってきた料理も食べてくれないの？

もうおじいちゃんなんて大嫌い

ユキの心は、気持ちが伝わらない悲しみと苦しみで、いっぱいいっぱいになってしまいました。

◆◆◆

おじいさんが自分の家に帰っても、ユキは会いに行こうと思えばすぐに行ける距離《きょり》なのに、なかなか訪ねることができませんでした。ユキの家からおじいさんの家まで歩いて数分の道のりが、とても遠く感じ、足取りが重くなってしまうのです。

――退院してきたおじいちゃんが元気になったら会いに行こう。

――大丈夫。今までも元気だったのだから、また元気になる。

――けんかしちゃったから、少し距離を置いたほうがいいよね。

心配な気持ちをたくさんの言い訳で打ち消しながら、過ごしていたユキ。

しかしながら、おじいさんは、家に戻ってたった1週間、中学2年生になったユキをおいて帰らぬ人となってしまいました。

その日からユキは、毎日が辛《つら》く悲しく、目が覚めれば、

「はやくこの世から消え去りたい」

「もう誰《だれ》にも会いたくない」

「自分なんていない方がいい」

と、黒く渦巻《うずま》くような感情とともに、自分を責めることばかり思うようになってしまいました。

◆◆◆

ユキのお母さんは、いつもならすぐに元気になるユキが、今回は3日経っても、一向に良くなる気配がなく、大変心配していました。さらには、医者に連れて行こうとしても、がんとして拒《こば》む始末です。

困ったお母さんは、ユキのかかりつけ医である吉川《よしかわ》めぐみ先生に相談することにしました。

めぐみ先生は、長年、ユキの地元で開業している医師です。ユキは、小学校に上がる前に

小児《しょうに》ぜんそくにかかっていて、めぐみ先生はその時からかかりつけ医として関《かか》わっていました。いつも笑顔《えがお》の先生に励まされて、つらい治療《ちりょう》も頑張って乗り越《こ》えてきました。

先生は午前に外来を行い、午後からクリニックに通うことができない患者《かんじゃ》さんのために、訪問診療を行っていて多忙《たぼう》でしたが、困り果てたお母さんが相談したところ、二つ返事でユキの顔を見に行くと約束してくれました。

「ユキ！　今からめぐみ先生来てくれるって」

お母さんはめぐみ先生が来てくれる安堵《あんど》感からか、明るい声でベッドに横になっているユキに声をかけました。

いつも穏《おだ》やかなめぐみ先生が大好きなユキでしたが、しかし、今回だけは会いたくありません。さらにぐいっと布団をかぶって、その様子は周りから自分を遮断《しゃだん》するかのようでした。

◆◆◆

めぐみ先生のクリニックは、ユキの住む家から歩いて10分ほどの場所にあるので、すぐに先生は駆《か》けつけてくれました。

コンコン。ドアをノックして、「こんにちは」と言いながら、スッとユキの部屋に入ってくる先生。ユキがベッドから顔を上げてみると、先生はいつもの白衣ではなく普段着《ふだんぎ》でしたが、丸顔で眼鏡《めがね》をかけていて、ゆっくりとした雰囲気《ふんいき》、温かい表情、そのどれをとってもいつもの先生でした。

めぐみ先生の姿を見ただけで、この数日のあいだ、心を閉《と》ざしていた思いが少しだけ解放されていく感じがしました。

それでも、すぐにユキは、心の中の黒いものにおぼれました。

——なんで、あんなに大好きなおじいちゃんに、ひどいことをしてしまったのだろう。

——私なんか、消えてしまえばいい。

——もう目が覚めなければいいのに。

無言のままのユキに対し、先生は笑顔のまま、そっとそばで温かく見守っていました。

どのくらいの時間が経ったでしょう。

色んなことを考えて疲《つか》れ果てたユキは、先生の姿が、ふと、幼稚園《ようちえん》の時に風邪で寝込んでいたユキを看病してくれたおじいさんに重なりました。

「ああ……、おじいちゃん。私が困っている時、いつもそばにいてくれたのに……」

急に亡くなったおじいさんの笑顔が浮かび、ユキは思わず声を上げて泣き出しました。

2. ユキの本当の気持ち

ユキは、泣きじゃくりながら、めぐみ先生に尋《たず》ねました。

「先生、どうして私、大切なおじいちゃんに、あんな態度をとってしまったんだろう？」

めぐみ先生は、ゆっくりとユキの言葉を返しました。

「なんで、大切なおじいさんに、あんな態度をとってしまったんだろう？との思いですね」

その一言だけで、なぜか、急に自分の苦しみが軽くなった気分になりました。そして、この1週間、誰にも言えなかった心の苦しみを少しずつ言葉にできるようになりました。

「大好きなおじいちゃん。小さい頃からいつもそばで力になってくれて、いつも応援し続けてくれたおじいちゃん。そのおじいちゃんに私、ひどいことをしてしまった」

今までたまっていた胸のつかえを吐《は》き出すように、ユキは話し始めました。

「本当は、私にとって一番大切な人なのに、本当は、一番、守らなければいけない人なのに！　なんで、急に亡くなってしまったの。本当は、元気になれるように私が力になりたかったのに、結局は何にもできなかった……。一生取り返しがつかない、いけないことをしてしまった……！」

ずっと聴《き》いていためぐみ先生は、ゆっくりと次のように話を返してくれました。

「本当は大切なおじいさんが元気になれるように、力になりたかったのですね。でも、結局は何にもできなかった。だから、一生取り返しがつかない、いけないことをしてしまった……との思いですね」

先生は、ゆっくりとユキの言葉をていねいに拾いながら、優しいまなざしで言葉を続けました。

「ユキさんは、今はとても苦しい時かもしれない。でも、今はこんなに苦しくても、必ずいつか、笑顔になれる時が来ます」
ユキは一瞬《いっしゅん》、耳を疑いました。そして強い口調で反論しました。
「えっ……!?
いつかこの私が笑顔になれる?
先生、何を言っているの?
こんなひどいことをして、
自分のことがこんなに嫌《きら》いで、
自分なんて生まれてこなければ良かったと思っているのに、
とても信じられない。
もう私は二度と笑顔になんてなれるはずはない」
それでもめぐみ先生は続けました。
「もちろん、今は信じられないかもしれないですね。
でも、きっといつか、その時が来ることをユキさんの目を見て感じています。
そのために、今日はユキさんに会いに来ました」

ユキは、まだ信じられませんでした。それでも、いくつか疑問に思うことを尋ねてみたくなりました。

３．なぜ頭では大切にしなくてはいけないとわかっていても、ひどいことをしてしまったのだろう？

ユキにとって今の一番の疑問は、なぜ大切なおじいさんに冷たくしてしまったのか。自分でもなぜなのか、よくわからないのです。

めぐみ先生は、ユキにとってあこがれの先生でした。ユキは小さい頃から好奇心《こうきしん》が旺盛《おうせい》で、花の名前を覚えて先生に教えたり、星の図鑑《ずかん》で疑問に思うことを先生に尋ねたりしていました。「なぜ昼間の空は青いのに、夕方になると赤くなるの？」とか、「どうして雷《かみなり》はあんなに大きな音がするの？」など、ユキが疑問に思うことは何を聞いても、先生はわかりやすく答えてくれました。ですから、ユキにとってめぐみ先生は、何でも知っている物知り博士です。

その先生ならきっと答えてくれるはず……。ユキはベッドの上にきちんと座りなおして先生と向き合いました。

「先生、聞いてもいい？」

めぐみ先生は、笑顔でうなずきました。

「私ね、今まで大切なものは、絶対に大事にしてきました。幼稚園の時に買ってもらったウサギのお人形さんのミミ子を今でも大切にしているし、私は大切なものを決して捨てたり粗《そ》末《まつ》にしたりしなかったのに。なのに、なんで……。なんで、あんなに大好きだったおじいちゃんに冷たくしてしまったの？」

めぐみ先生は、うなずきながら、ゆっくり答えてくれました。

「なぜあんなに大好きであったおじいさんに冷たくしたのだろう？と疑問に思っているのですね。とても大切なことに気づきましたね。ここでユキさんに、一つの事件を紹介《しょうかい》したいと思います」

そう言うと、めぐみ先生はバッグからタブレットを出して、あるサッカー選手のプレー動画を見せてくれました。

選手の名前は、元フランス代表ジネディーヌ・ジダンです。

ユキも以前、名前を聞いたことがありました。ユキの友達のあやが、サッカー部のマネジャーなこともあり、サッカーのテレビ中継《ちゅうけい》やスーパープレーの動画を観《み》ることがあったのです。

めぐみ先生が見せてくれた映像は、そのジダン選手が試合の最中に相手の選手に頭突《ずつ》きして退場してしまうシーンでした。

めぐみ先生は、ユキに質問しました。

「なぜジダン選手は、大切な試合の最中に相手選手に頭突きしたのでしょう？」

ユキは考えました。ジダン選手は、当時、世界的なスター選手であることを知っていました。普通に考えて、試合の最中に相手を傷つけて良いとは思っているはずがありません。しかし、結果として試合の最中に頭突きをしてしまい、審判《しんぱん》からレッドカードをもらって退場しました。

「なんで頭突きなんてしたのだろう。そんなことをしたらいけないことは、きっとわかっているのに……。でも、きっとこの相手の選手が、ジダン選手にひどいことをしたのだと思う。よく理由はわからないけれど、大切な試合で頭突きするほど、ひどいことを相手の選手がしたからだと思う」

めぐみ先生は、穏やかな笑みを浮かべながら答えました。

「そうですね、ジダン選手は世界的に活躍《かつやく》した選手で、フランス国民の英雄《えいゆう》でもありました。ジダン選手は、試合中に相手の選手に頭突きして良いとは思っていなかったでしょう。ユキさんが言うように、相手の選手から、ひどいことをされたからという意見はわかるような気がします。でも、今までたくさんのサッカーの試合に出場してきたジダン選手は、ひどいことをされたからといって、相手の選手に頭突きなどしてきませんでした。今回は、今までと違《ちが》ってなぜ頭突きしてしまったのでしょう」

めぐみ先生の問いかけに、ユキは、今度はしばらく考えました。確かに、サッカーの試合中に相手の選手に対して頭突きしたシーンなど見たこともありませんでした。なんで今までしていなかったのに、頭突きをしてしまったのだろうか？

　ふと思い出したことがありました。ユキが中学1年生の秋のことです。バスケットボールの新人戦で、フリースローを決めれば試合に勝てたのに、結局１本も入らず負けてしまったことがありました。その時は、家に帰ってきてからも悔《くや》しくて悔しくて、思わず怒《いか》りに任せて、自分の部屋の壁《かべ》を蹴飛《けと》ばしてしまうぐらいでした。不運なことに勢いが良すぎて壁が少しへこんでしまい、後からお父さんに大変怒《おこ》られてしまいました。

　その時のことを思い出しながらユキは、小さな声で自信がなさそうに言いました。

「きっとジダン選手、すごく苦しかったのではないでしょうか。本当は頭では、試合中に頭突きなんてしてはいけないとわかっていながらも、相手の選手とのトラブルがきっかけで、とてもイライラしてしまって。だから、突発《とっぱつ》的に頭突きしてしまったのではないかな……」

「すごい推理ですね！」

　めぐみ先生は、ユキの返答に思わず声をあげました。

「諸説はあるようですが、どうも相手の選手がジダン選手の家族のことをひどく侮辱《ぶじょく》する言葉をかけたようですね。自分にとって大切な家族の悪口を言われ、その内容があまりにもひどく、怒りが大きくなってしまった。決してジダン選手は人を傷つけて良いとは思っていなかったでしょう。にもかかわらず、大切な試合中に相手の選手の胸に頭突きをしてしまい、退場処分になってしまいました」

めぐみ先生は、静かにこう言いました。

「ユキさんは、大切なおじいさんであると頭ではわかっていても、冷たくしてしまいました。それは、決してユキさんが、おじいさんを大切に思っていないからではないですね。大好きで、大切なおじいさんですよね」

ユキは、涙《なみだ》ぐみながらうなずきました。

「人は、頭では大切であるとわかっていても、とても苦しい時に、大切な何かを傷つけることがあります。それは、決して大切でなくなったわけではありません。大切であるにもかかわらず、人はあまりにも苦しみが大きいと、誰かを傷つけてしまうことがあります。

これは、決して相手を傷つけて良いという意味ではありません。私たちの人生は、決して良いことばかりではありません。どんなに努力しても失敗することがあります。どれほど練習しても試合に負けることがあります。うまくいかなくて、イライラする時、つい頭では大切である、大事にしないといけないとわかっていても、壊《こわ》したり傷つけたりすることがあります。そして、その後で大きな後悔《こうかい》をします。なんでこんなことをしてしまったのだろうかと。ユキさんもそうですね。きっとユキさんも大きな苦しみがあったと思いますよ」

めぐみ先生の言葉は説得力がありました。ユキは、自分がなんでおじいさんにあんなことをしたのか、なんとなくその理由がわかって、少しだけ気が楽になりました。しかし、まだ大きな疑問がありました。

4. 苦しみはなぜ生まれるのだろう?

「先生、もっと聞いていてもいい?」

今まで話していても下を向きがちだったユキが、少しだけ顔を先生に向けるようになりました。

「もちろん」

めぐみ先生も、笑顔で答えました。

「病気で苦しんでいたのは、おじいちゃんでした。でも、さっきめぐみ先生は、私が苦しんでいるって言いました。本当はおじいちゃんが一番苦しいはずなのに、なんで私もすごく苦しんでいるのでしょう」

めぐみ先生は、優しく首を縦に振りながら、ゆっくり答え始めました。

「確かにおじいさんは、病気のことで苦しんでいました。しかし、苦しむ人は、決して病気の人だけではありません。子どもでも、大人でも、お年寄りでも、みんな大小様々な苦しみを抱《かか》えています」

ユキは神妙《しんみょう》な顔で話を聞いています。

「では、私からユキさんに質問です。今、様々な理由で苦しんでいる3人の中学生がいるとしましょう。1人は朝起きることが苦手な人。1人は宿題をすることが嫌《いや》な人。そして、もう1人は花粉症でいつも春になると目や鼻がつらくなる人です。みんな、それぞれ苦しみを抱えています。その苦しみは一人一人違います。でも、実はこの3人に共通することがあります。この3人に共通することをわかりやすい言葉で説明してみてください」

「えー!?　この3人に共通すること……？　それぞれ、自分にとって嫌なことがありますよね。私なら3人の苦しみがわかる気がする。朝起きるのも苦手だし、宿題はいつも嫌いだし、春は花粉症でいつもティッシュを手放せない。でもこの3人の共通点は……なんだろう？」

ユキは、どう答えていいかわかりませんでした。

「難問ですね」

めぐみ先生は得意そうな表情で笑って言いました。

「でも、答えを知ると、意外と簡単な問題に見えるでしょう。先ほどの3人の苦しみに共通することは、**希望と現実の開きがある**ことです」

「え？　希望と現実の開き？」

ユキは、きょとんとした顔で先生を見上げました。

「はい、希望と現実の開きです。簡単な言葉で説明していますが、とても大切な考えだと思います。

つまり、**苦しみとは、『こうであれば良いなぁ』という希望と、『実際にはそうではな**

い』という現実との開きととらえるのです。苦しみは希望と現実の開きであると自分の中で意識するだけでも、いろいろな苦しみが、ある程度理論的に見えてきます。先ほどの3人にもそれぞれ希望と現実の開きがありますが、ユキさん、わかりましたか？」

「へぇー」

ユキは、初めて知ることに、思わず声を上げてしまいました。

「例えば、朝起きることが苦しいと感じている人の希望は、もっと寝ていたいという思いですね。ところが、実際には起きないと遅刻《ちこく》してしまう現実があります。この希望と現実の開きが、寝ていたい人にとっての苦しみですね」

「なるほど！　そう考えれば、朝起きることがなぜ苦しいのか、より理解することができます」

ユキは、改めてめぐみ先生の説明に納得《なっとく》しました。

「そうでしょう。ユキさんだって、もっと寝ていたい朝に起きないといけない時は、朝起きることが苦しいと感じます。でも、お友達と遊園地に出かける朝は、きっと朝早く起きても苦しいとは感じないでしょう。朝早く起きて出かけたいという希望があるからですね」

「確かに……。遊園地に行く朝は、なぜか早く目が覚めるし、つらいと感じたこともない。不思議ですね」

ユキは、そう言いながら少しだけ笑顔になりました。

「同じように宿題が嫌な人の希望は、宿題をやらなくて済むようにしたいという思いでしょう。しかし、実際には宿題をやらないといけない現実が待っています。夏休みも終わりの頃に近づくと、先送りにしていた宿題が気になる人がいますね。宿題に手をつけようとしても、イライラして嫌な思いをすることもあります」

ユキは、めぐみ先生の解説に感心しながらうなずきました。

「では、ここでもう一つ問題を出しましょう。なんと世の中には、宿題がつらくない人がいます。さて、どんな人が宿題をつらくないと感じるでしょうか？」

「もちろん、勉強が好きな人です。私の友人で、いつも成績が良い桜《さくら》ちゃんっていう子がいて、宿題なんて学校にいる間にサッとすべてやってしまうんです。彼女なら、宿題なんてつらくないと思う」

ユキは、自信たっぷりに答えました。

「そうですね。勉強が好きな人は、宿題をつらくないと感じるかもしれませんね。でも、それだけでしょうか？」

「それだけというと？」

ユキは怪訝《けげん》そうな顔で、めぐみ先生を見つめました。

「私は医師として、いつも患者さんや家族がどのような苦しみを抱えているかについて理解しようとすることを大切にしてきました。そのためには、小さな苦しみを見逃さないようにしています。ですから、**『この人は病気があるから苦しいはずだ』『この人は病気が治っているから苦しくはない』と決めつけないようにしているのです**」

めぐみ先生は、丸い眼鏡を指で上げながら話を進めました。

「これと同じように、勉強が好きな人が必ずしも宿題がつらくなくて、勉強が苦手な人は、宿題がつらいとは限らないのです。勉強が好きでも、宿題は苦手な人もいるでしょう。勉強が嫌いでも宿題はつらくない人もいるでしょう」

「そんな人いるのですか？　勉強が嫌いなのに、宿題はつらくない人なんて」

ユキは、少しムッとした表情でめぐみ先生に尋ねました。

「そうですね。あまりこれは良い例ではありませんが、例えば、宿題があっても、まったくやらないで学校へ行って平気な人は、宿題がつらいとは感じないことでしょう。あまりマネをしてほしくはありませんが……」

言葉の最後に、めぐみ先生は茶目っ気たっぷりにニッと笑いながらユキを見ました。真面目《まじめ》なめぐみ先生から、こんなジョークが来るとは思わなかったユキは、思わず笑ってしまいました。

「大切なことは、『苦しみは希望と現実の開きである』ということへの理解です。ユキさんも、おじいさんに元気になってほしかったのですよね。でも、治療をあきらめて自宅に戻るなんて認めたくない思いがありました。元気でいてほしいという希望と、食事も進まず、だんだん歩けなくなっていくおじいさんの現実との開きは、ユキさんにとって、本当に大きな苦しみだったと思います」

ユキは、めぐみ先生の言葉を聞いて、おじいさんの姿を鮮明《せんめい》に思い出し、再び涙があふれてきました。

5．苦しみは比較できない自分自身だけのもの

「そうか、私は苦しくて当たり前だったんだ……」

涙をふきながら、ユキはつぶやきました。そして、めぐみ先生に尋ねました。

「でも、私なんかより、おじいちゃんの方がもっと苦しかったはず……。だって楽しみにしていたことがたくさんあって、やりたいこともあったと思う。それなのに、死んでしまうなんて、あまりにも悲しい……。おじいちゃんにはもっと元気でいてほしかった。私の苦しみなんか、おじいちゃんの苦しみと比べれば小さいはず……」

ユキは、涙をこらえられず、下を向きました。涙がぽろぽろと頬《ほお》を伝っていきます。めぐみ先生は、ゆっくりとユキの言葉を返しました。

「ユキさんよりも、おじいさんの方がもっと苦しかったのではと思うんですね。楽しみにしていたことがたくさんあって、やりたいことがあって、それなのに、死んでしまうなんてあ

まりにも悲しいという思いですね」

ユキは静かにうなずきました。

「おじいさんの苦しみに比べて、ユキさんの苦しみは小さいはずとの思いですが、**果たして人の苦しみは比較《ひかく》できるのでしょうか？**」

めぐみ先生は、ユキに静かに問いかけました。ユキは思わず、びっくりして顔を上げて問い返しました。

「え？　人の苦しみは、比較できるのか？　だって、私なんてまだ元気だし、こうして息をして生きているし。でも、おじいちゃんは死んでしまった。だから、きっとおじいちゃんの方が苦しかったはずだと思う」

「確かに、おじいさんは死んでしまいました。そして、ユキさんは生きています。でも、こうしてユキさんは、今現在も、苦しんでいますね」

ユキはこくんと静かにうなずきました。

「たしかユキさんは、理科が好きでしたね」

ユキは小さい頃から図鑑が好きでした。そのため、花の名前や星座や、火山のことなど、様々な分野で物知りでした。国語や英語は苦手でも、理科の成績はいつも上位で、先日も模《も》擬《ぎ》試験で学年3位でした。

「はい、私、小さい時から動物やお花の絵本が好きでした。そして、家にあった図鑑を毎日のように繰り返し読んでいたら、気がついたら理科が好きになっていました。でも実は……理科について、ものすごく悔しい思いをしています」

「悔しい思いですね。どんな思いでしょう」

めぐみ先生は静かに尋ねました。

「実は、自分よりも理科の成績が良い人がいて。私は、好きな理科の試験だけは、誰にも負けたくない思いで必死に勉強したのになかなか順位が追い付かなくて……。だから、私自身の成績は良いのですが、満足できていなくて、ものすごく悔しいんです」

めぐみ先生は、ユキの思いをもう一度言葉にしました。

「たとえ上位の成績であったとしても、ものすごく悔しい思いをしたのですね。誰にも負けたくない思いで必死に勉強したのですね。でも、満足できなくて悔しい思いをしているのですね」

「はい、そうなんです」

何だかちょっと悲しい気持ちになって、またうつむきがちになってしまったユキに、めぐみ先生は静かに問いかけました。

「もし、ユキさんの友人から、次のように言われたら、ユキさんはどう感じるでしょう。『私は理科が苦手。いつも理科の成績はクラスでも下から数えた方が早い順位……。なんでこの世の中に、こんな難しい科目があるんだろう。理科の試験前にはいつも気持ちが落ち込んでしまう。それに比べれば、ユキさんは、いつも理科の試験では成績優秀《ゆうしゅう》。きっとユキさんは、理科の試験では苦しむことはないでしょう。だから、ユキさんは私に比べて苦しくないし、理科が苦手な私の方が、苦しみが大きいと思う』

さあ、どうでしょうか」

「うーん、どうなのだろう。たとえ私の方が理科の成績が良いからといって、その友人の方が『苦しみが大きい』と言われると、なんだか、あまりそうは思えないですね」

ユキはちょっと納得がいっていない顔でそう答えました。

「では、改めてユキさんに問います。**苦しみは他人と比較できるでしょうか？**　私の方が相手よりも苦しい、あなたの方が苦しくないと決めつけることはできるでしょうか？」

しばらくユキは、頭の中でいろいろなことを考えました。亡くなったおじいさんのことや、何もできなかった自分のこと。そして、その後自分を責め続けている苦しみのこと。そして、先日の理科の試験の結果や、「友人がもし私と比べて、あなたは苦しくないと言ってきたら」と考えたこと……。そして、ゆっくりユキは答えました。

「**苦しみは、比較できないと思います。一人一人、苦しみは異なると思うので。**だから、試験の成績が良いか悪いかであったり、たくさんのものを持っているか否《いな》かであったり、そのような比較だけで、苦しみが大きいか小さいかは比較できないと思います」

めぐみ先生はにっこり笑って言いました。

「そうですね。苦しみは、比較はできないですね。だから、病気の人と健康な人を比べて、どちらが苦しいかという比較で幸せを考えることを、私はしません。たとえ健康であったとしても、こうでありたいと希望しても、そうではない現実との開きがあれば、苦しむことでしょう。一方、たとえ病気のために、体の制限があったとしても、自分の希望と現実の開きがなければ、その状況を苦しいとは思わないことでしょう」

「なんとなく、先生の考えがわかるようになりました。おじいちゃんの苦しみと私の苦しみは比較できないのですね」

ユキは、少しずつ自分のことを冷静に見つめることができるようになってきました。

6. 大切な人を失った悲しみはずっと続くの？

「ねぇ、めぐみ先生」

ユキは、もう一つめぐみ先生に聞いてみたい疑問がわきました。

「**なぜ、人は大切な人を失うと悲しくなるのですか？**　この数日、おじいちゃんのことを思うと悲しくて仕方がないのです。涙って、かれることがないのですね。心は本当に落ち込むし、何もしたくないし、自分を責めてばかりいて。気がつくと泣いている自分がいます。なんで涙が出るかよくわからないのに、気がつくと泣いている」

ユキは、また涙をふきながら尋ねました。

「なぜ、大切な人を失うと悲しくなるのかということですね。とても大切なことにユキさん、気づきましたね」

めぐみ先生は、どんな難問でも受けとめて、笑顔で答えてくれます。

「人は、大切な誰かと一緒《いっしょ》にいる時、その人と深い絆《きずな》を形成していきます。その人が大切であればあるほど、その絆は強くなっていきます。ユキさんとおじいさんは、その強くて深い絆がありましたね」

ユキは、短くうなずきました。

「その大切な人との絆が切れると、とても苦しくなります。ユキさんは、初めて幼稚園に行った時のことを覚えていますか？　今までお母さんと一緒にいたのに、いきなり知らないところでお母さんと離《はな》れて過ごさなければならないですね。お母さんという大切な存在が、一瞬でも離れてしまうことは、小さな子どもにとって大きな苦しみです。ですから、『お母さん行かないで！』と泣き叫《さけ》んでしまいますね」

ユキは、お母さんが以前に苦笑《くしょう》しながら、小さい時に初めて幼稚園に行ったら泣きじゃくって大変だった話をしていたことを思い出しました。

「人は、大切な人と深い関係の絆を作ります。ですから、悲しい気持ちになることは、きわめて自然なことなのです。それだけユキさんが、おじいさんのことを大切に思っていた裏返しということです。**大切な人を失うということは、その人との深い関係の絆が切れるということです。**」


めぐみ先生の言葉を聞いて、ユキはしばらく涙が止まりませんでした。私が、おじいちゃんのことを大切に思っている。だから、悲しいのだと改めて強く感じたからでした。

「先生、大切な人を失う時、悲しみ以外にも何か変化は起こるのですか？　最近、なんだか夜に眠《ねむ》れなかったり、食欲が落ちたりしていて、母が心配するのです」

「ユキさん、最近、夜に眠れなかったり、食欲が落ちたりしていたのですね。大切な人を失った時、人は心にも体にも大きな変化が現れます」

めぐみ先生は、静かに話を続けます。

「大切な人を失った時には、本当にいろいろな変化が起きます。その変化は、決して深い悲しみだけではありません。ユキさんが話されたように眠れなくなったり、食欲がなくなったりすることもあります。朝起きても熟睡《じゅくすい》感がなかったり、いつも疲れた感じが残ったりする人もいます」

ユキは先生の話を聞きながらすべて当てはまると思いました。

「そして、大切な人を亡くした時に起こる反応で、少しやっかいなことは**誰かを責める思い**です。特にユキさんのように、自分のことを責める人は少なくありません。『もっと何かできたのではないか』『なんであんなことをしてしまったのだろう』と後悔する人は、時間が経っても深い悲しみの思いは残り続けてしまいます」

先生の話を聞いて、ユキは、ずっとこのまま深い悲しみを抱えて、これからを生きていくのではないかと怖《こわ》くなりました。

「ユキさん、自分を責める気持ちを持つ人は、決して少なくありません。大切な人との絆がしっかりあるからこそ、苦しみが大きくなるのだと心に留めておいてください」

ユキは、すこし声を震《ふる》わせながら、先生に問いかけました。

「……なぜ人は死んでしまうのですか？」

子どもじみた質問だなとユキは思いながらも、**こんな悲しみを抱《いだ》かせる「死」とはなんだ**

ろうと思ったのです。しばらくめぐみ先生は、だまってユキの呼吸を確かめるように、時間を置きました。そして、ゆっくりと話し出しました。

「なぜ、人は死んでしまうのかですね。

実は、私も若い時に、疑問に思っていたことです。私が中学2年生の時、私の父は病気で亡くなりました。当時の私は反抗期《はんこうき》で、父の言うことにひとつひとつ反発していました。

しかしながら、父は肝心《かんじん》の大きな病気については一度も私に話をせずに、ある日急に入院が決まり、そして2週間後には逝《い》ってしまいました。父が亡くなった知らせを聞いた私は、ものすごくショックで、今のユキさんのように、自分を責め続けました。もっと父と話がしたかった。もっと父が伝えたいことを聞いておくべきだった。もっと、父と一緒に過ごしたかった。でも、時間は過去に戻りませんでした」

私と同じような体験をしていたのだ。めぐみ先生の話を聞いて、ユキは思いました。先生は話を続けました。

「しばらくは、ユキさんと同じように学校に行くのが嫌でした。でも、ある時思ったのです。父が私に何を伝えたかったのかなって。きっと父は、私に伝えたいメッセージがあったのではないかと。そう思った時、生きているこの今、急に何かがしたくなりました。『人の命には限りがある』と改めて思い知った時、では生きている自分に何ができるだろうと考えたのです。そして、苦しむ人の力になりたいと思って、医師を志し、こうして今があります。でもその時に感じていた、なぜ人は死ぬのかについては、未《いま》だに答えが見つかりません」

ユキは、先生がこんなにも率直《そっちょく》に自分のことを話してくれることを嬉しく思いました。

「……先生にもそんな時があったのですね」

「医師になって、今まで多くの患者さん、家族と出会ってきました。最近になってようやく、一つの答えに近づいたような気がします。**人の生死は、人間の知恵《ちえ》を越えたところにあるということ。**というのも、この仕事をしていると、本当にいろいろな人に出会うのです。真面目に働いてきて、これから老後の生活を楽しもうと思っていた人が病気になって命を落としてしまうことがあります。私よりも若い人の最期《さいご》に立ち会うこともあります。その一方で、健康診断も受けずに90歳近くまで元気な人もいます。ですから、なぜ人が死ぬのかは、人間の知恵を越えたところにあるように思えるのです」

先生の真剣なまなざしを見て、ユキは心が動くのを感じました。先生が、今まで多くの患者さんや家族と真剣に関わってきた様子が伝わってきたからです。

7. 悲しみの乗り越え方

めぐみ先生が、ユキの部屋に来て1時間近くが経とうとしています。先生と話をしているうちに、ユキの心は次第《しだい》に少しずつですが軽くなっていくのを感じていました。それでもどうしても、先ほどから疑問に思うことがありました。

「先生、どうしても聞いてみたいことがあるのだけれど。私、おじいちゃんにひどいことをしてしまって後悔しています。この数日、ずっと自分を責めてきました。こんな私、これからどうしたら良いのでしょう。**ずっと深い悲しみを抱えたまま、自分を責め続けて生きていかなくてはいけないのでしょうか？**」

めぐみ先生は、どんな問いにも真剣なまなざしですが、優しい笑顔は絶やしません。

「とても大切なことですね。この数日、ずっと自分を責め続けてきたのですね。そして、これからもずっと後悔したり、責め続けたりして生きていくのではないか、そう案じているのですね」

めぐみ先生は、ていねいにユキの言葉を受けとめ、味わうように言葉を返しました。

「大切な人を失うことは、とても悲しいことです。どれほど涙を流しても時間を過去に戻すことはできません。どれほど後悔しても、失った人は帰ってきません。悲しみを抱えながらも、私たちはこれからを生きていかなくてはいけないのです」

ひとこと、ひとこと、言葉を選びながら、めぐみ先生は話します。

「私……、笑顔になれるでしょうか？」

「それでも、人は笑顔を取り戻すことができるのです」

ユキは、不安げに尋ねました。

「もちろんです」

自信たっぷりにめぐみ先生は言いました。

「とはいえ、いくつかの課題を乗り越えていくことが必要ですね」

「課題……ですか？」

「はい。大切な人を失った人が悲しみから立ち直っていくことについて研究した人がいまして、研究結果から四つの課題があることを教えてくれました。**最初の課題は、その人が亡くなった事実を認めることです**」

その言葉を聞いてユキはドキッとしました。死に目に会えなかっただけではなく、葬儀《そうぎ》の時にもおじいさんの顔を見ることができないままだったからです。だからなのか、もしかするとおじいさんはどこかで生きているのではないか、そう感じることもありました。

「亡くなった事実を認めることですか？」

おそるおそるめぐみ先生に尋ねました。

「はい、そうです。とてもつらく悲しいことですが、最初の課題は、亡くなった事実を認めることが大切になります」

ユキは、おじいさんの葬儀の様子を思い出しました。大好きなおじいさんの笑顔の写真が飾《かざ》ってあり、そしてお父さんもお母さんも目を真っ赤にして泣いていました。しかしながら、その時のユキはなぜか涙が出ませんでした。そう、心のどこかで認めたくない思いがあったことに気づきました。

「私、どこかでおじいちゃんが亡くなったことを認めたくない気持ちがあったと思います」

ユキは、葬儀の時の様子を思い出しながら、自分に言い聞かせるように話しました。

「おじいさんが亡くなったことを認めたくない思いが、ユキさんの中にあったのですね。まずは、改めておじいさんが、今はこの地上にはいないことを認めることから始めないといけませんね。でも大切なのは、それだけではありません。**第2の課題があります。それは亡くなった悲しみを味わうことです**」

「味わうこと？」

「はい。亡くなった事実を思い出すだけで、いろいろな悲しみや苦しみはわき上がるかもしれません。まずは、その思いをていねいに味わうことがその次の課題となります」

ユキは、黙ってうなずきました。

「初めのうちは、思い出すだけで胸が苦しくなることがあるでしょう。街を歩いていても、おじいさんの面影《おもかげ》を探すこともあるでしょう。そして、悲しい思いになったり、寂《さび》しい思いになったりすることでしょう。おじいさんのことを思うだけで、悲しい気持ちがいっぱいになります。でも、このプロセスがとても大切です」

「おじいちゃんのことを思い出して、悲しむことが大切なのですね」

「はい、とても大切です。**ただ、いつも悲しむことが大切という意味ではありません。**テレビを観て笑ったり、友達と楽しい話をしたりすることも大切です。**1人で悩《なや》まないで、安心できる誰かとつながっていることは、これからを生きていく上で重要なことです**」

めぐみ先生は、ゆっくりと話を続けます。

「**そして、第3の課題は、おじいさんのいない環境《かんきょう》に慣れることです**」

ユキはおじいさんの顔を思い出していました。正月にお年玉をもらったり、夏休みに遊びにいったり、いつも孫であるユキのことを愛し、見守ってくれていたおじいさんと過ごした日々の光景です。もう二度とあの時間に戻ることはない。そんなこと信じられない。まだ生きていてほしかった。またおじいさんと一緒に夏休みを過ごしたかった。その思いがわき上がり、涙が止まりませんでした。ユキが涙を流して悲しんでいる間、めぐみ先生はただただ温かく見守ってくれていました。

「いつかこの涙が、止まることはあるのかな？」

ユキはあふれる涙をふきながら、つぶやきました。

めぐみ先生は、静かにうなずきました。

「いつかは、きっと」

そしてめぐみ先生は話を続けます。

「たとえ今は涙が止まらないと思っていても、**いつかは心穏やかにおじいさんのことを思い出せる日が来るでしょう。それが第4の課題となります**」

「それが？」

「はい。悲しみを抱えた人が笑顔を取り戻すのに必要なのは、決して大切なその人を忘れることではありません。悲しみを抱えた人が、心穏やかに過ごすのに必要なのは、悲しむ前の自分に戻ることでもありません。**第4の課題は、ユキさんがこれからを生きていく人生において、おじいさんとのつながりをしっかりと持つことです**」

「おじいちゃんとのつながりをしっかりと持つこと……」

ユキはめぐみ先生の言葉をかみしめながら、おじいさんのことを思い続けていました。

「**私、おじいちゃんのことは絶対に忘れない。**そして、おじいちゃんが大切にしてきたことも忘れない。どうやったらおじいちゃんとのつながりが作れるのかはわからないけれど」

「そうですね、おじいさんのこと、特におじいさんが大切にされてきたことを覚えておくことが大切ですね」

めぐみ先生は静かに答えました。おじいちゃんが大切にしてきたこと……なんだろう。ユキはそう考えながらも、自分の心の悲しみに少し区切りがついたと感じました。

「あー、めぐみ先生に来てもらって良かった。この数日、誰とも話をしていなかったから。もう人間ではなくなってしまった感じがして」

ユキの顔には、いつもの笑顔が戻っていました。

8. おじいさんからの手紙

めぐみ先生は、笑顔になったユキをみて少し安堵しました。そして、びっくりする事実を教えてくれました。

「実は、おじいさんの最期を担当したのは、私です」

「え！　先生がおじいちゃんの最期を診《み》てくれていたのですね」

思わぬ告白に、ユキは驚《おどろ》きを隠せませんでした。

「はい、私がおじいさんを担当していました。おじいさんが病院から家に戻ってきて1週間ではありましたが、おじいさんのご自宅で診ていました。おじいさん、とても穏やかでしたよ」

ユキは、おじいさんが、具合が悪いのに病院から退院してきたことを知っていました。しかし、その後の様子は聞こうとはしていませんでした。お母さんが、おじいさんのことについて話そうとしても、話題を避《さ》けていました。亡くなってから、おじいさんの最期がどうであったのか、気がかりでした。その様子が穏やかであったという一言を聞いて、今までの不安が一気に吹《ふ》き飛んだ感じがしました。その一方で、やはりおじいさんに会いたかった思いがこみ上げてきました。

「おじいちゃん、どんなことを話していました？」

めぐみ先生は、その時の様子を思い出しながらゆっくりと話し始めました。

「ユキさんのおじいさん、本当に立派な人ですね。ご自身に、まもなくお迎《むか》えが来ることは、よくご存知だったと思います。それでも、自分の人生に悔《く》いはないと話されていました」

「おじいちゃん、自分が死ぬことをわかっていた！　でも、穏やかで、自分の人生に悔いはないって言っていたのですね」

ユキの脳裏《のうり》には、優しい微笑《ほほえ》みのおじいさんの顔が浮《う》かんできました。

「実は、おじいさんから預かっているものがあります。おじいさんからユキさんへの手紙です」

「おじいちゃんからの手紙……」

「はい。おじいさんは、どうしても伝えたいことがありました。その思いを手紙という形で残されたのです」

ユキはおそるおそる、めぐみ先生が差し出した封書《ふうしょ》を受け取りました。そこには、おじいさんの字で『私の大切なユキへ』と書いてありました。

「おじいちゃん、私のために……」

再びユキの目にはたくさんの涙があふれてきました。

この1週間、おじいさんのことが頭を離れませんでした。しかし、誰にも言えずに心の奥底にしまおうと思っていました。でも、めぐみ先生との時間はユキを大きく変えていました。今のユキは、おじいさんからの手紙と真正面から向き合うことができました。

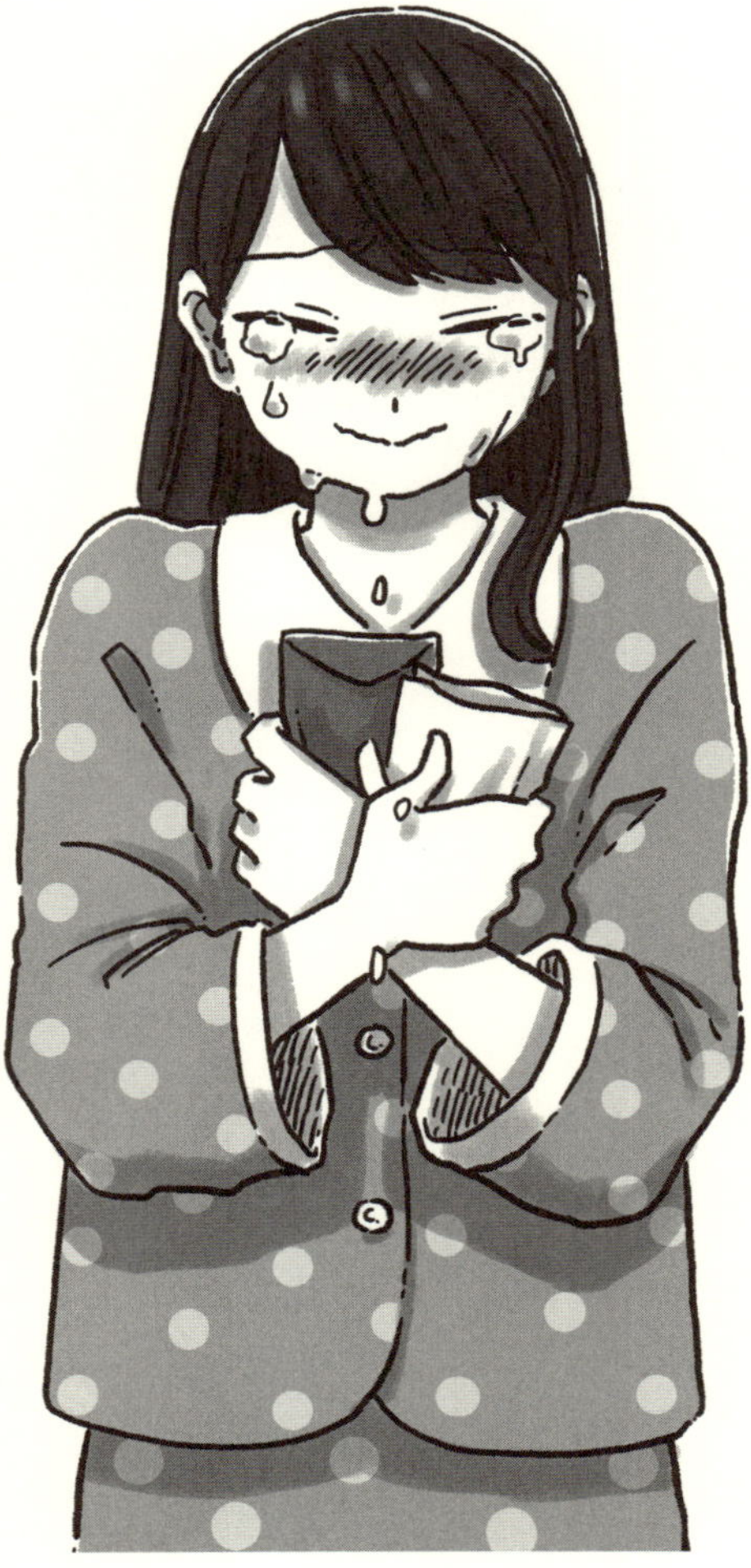

私の大切なユキへ

この手紙は、私が人生で大切にしてきたこと、大事だと思うことを伝えたく、形にしたものです。病気になって思うように動けなくなっていく中で、気持ちが落ち込んでいた時に、めぐみ先生が私に勧《すす》めてくれました。

私が生まれたのは昭和22年の８月です。東京の大田区《おおた》で生まれました。太平洋戦争が終わったばかりで、家の周りは本当に何もありませんでした。今と違って、自然があふれていました。小さい頃は、よく洗足池《せんぞくいけ》公園や奥にある桜山《さくらやま》で遊びました。とにかく子どもが多く、何でも競争でした。そのような環境からか、負けたくない気持ちが自然と養われていったのかと思います。

私の人生を振り返ってみて一番覚えていることは、結婚《けっこん》して子どもが生まれた時と、孫が生まれた時です。新しい命が与えられた喜びは本当に言い表すことができません。とにかく健康で丈夫で生まれてきてくれたことが、何よりでした。特に孫のユキが生まれた時には、こうして命が継承《けいしょう》されていく喜びを感じました。

私の時代は、ベビーブームと言われる団塊《だんかい》の世代です。いつも競争の世界で育ってきました。その中で、私がこだわってきたことは、本当の幸せとは、自分がいることで誰かが喜んでくれることだということです。そのことを学んだきっかけは、競争の社会では得られない喜びを、挫折《ざせつ》の中で味わったからでした。銀行で働いていた時、関わっていた会社が倒産をしたため、再建の手伝いをしました。その中で、数字では表せない人の温かさを学びました。私が提案したいくつかのプロジェクトは順調に進み、営業成績は改善され、やがてその会社は無事に立ち直ることができました。そこに至ったのは、人と人との信頼《しんらい》であり、たとえ困難な中でも、人を思いやる優しさがあったからでした。ですから、ユキも人に喜んでもらえる大人になってください。そうすれば、きっと本当の幸せを手にすることができるでしょう。

本当はもっとユキと一緒にいたかった。ユキといると、楽しかったからです。しかし、こんな体になってしまい、その願いは叶《かな》わなくなりました。でも私は、必ず天国からユキのこれからを見守っています。ですから、いつでも私がそばにいると感じてください。いつでも私はあなたを応援しています。そして、幸せになってください。それが私の願いです。

手紙を読んだユキは、あふれる涙をふくのに精一杯《せいいっぱい》で、しばらく声を出すことができませんでした。しばらく嗚咽《おえつ》したあと、絞《しぼ》り出すように言いました。

「おじいちゃん、ごめんね。そして、ありがとう。私、絶対に幸せになるから、見守っていてください」

第１章のまとめ

第１章でめぐみ先生が話していたことをわかりやすくまとめました。
物語を続けて読みたい人は、読み飛ばしていただいて大丈夫です。
後から、「こんなこと話していたな」と、
大事なことを思い出したい時に活用してください。

●大切な人を失うということは、その人との深い関係の絆が切れるということ。悲しい気持ちは自然なことで、その人を大事に思っていた証《あかし》

●大切な人を失った時、人には様々な変化が訪《おとず》れる。悲しみだけではなく、食欲がなくなったり眠れなくなったりすることも。自分を責める気持ちを持つ人も少なくない

●大切な人を失った悲しみを乗り越えるには、４つの課題がある
◇最初の課題は、その人が亡くなった事実を認めること
◇第２の課題は、亡くなった悲しみを味わうこと
◇第３の課題は、亡くなった人がいない環境に慣れること
◇第４の課題は、これからを生きていく人生において、
亡くなった人との心のつながりをしっかりと持つこと

●苦しみは他人と比較することができない自分だけのもの

●「苦しみは『こうであれば良いなぁ』という希望と『実際にはそうではない』という現実の開きである」と考えると、ある程度理論的にとらえることができる。この開きは、人ぞれぞれで、他人からみて苦しみの大小は決めつけられない

●人の生死は、人間の知恵を越えたところにある。では限られた命の中で、何ができるのだろうか

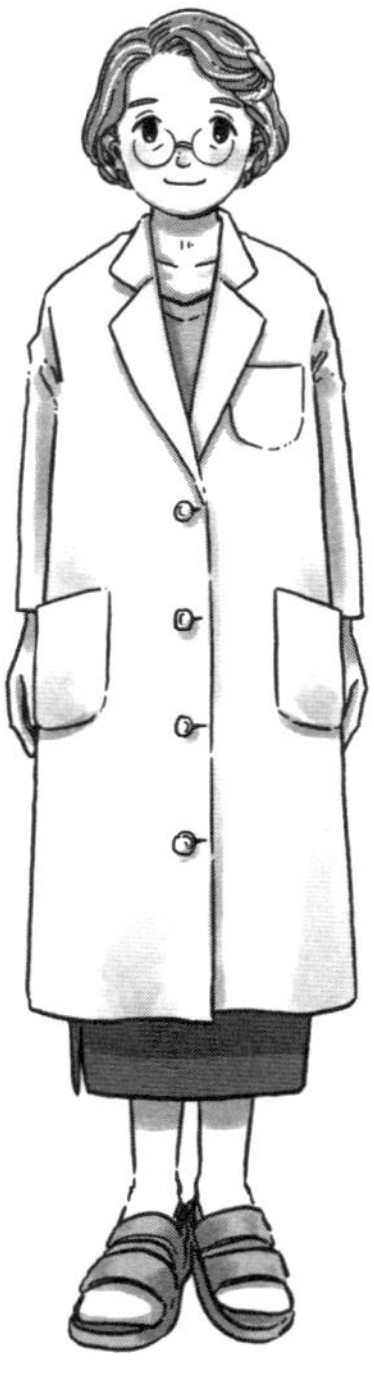

第2章 ‖ 苦しむ人にあなたができること

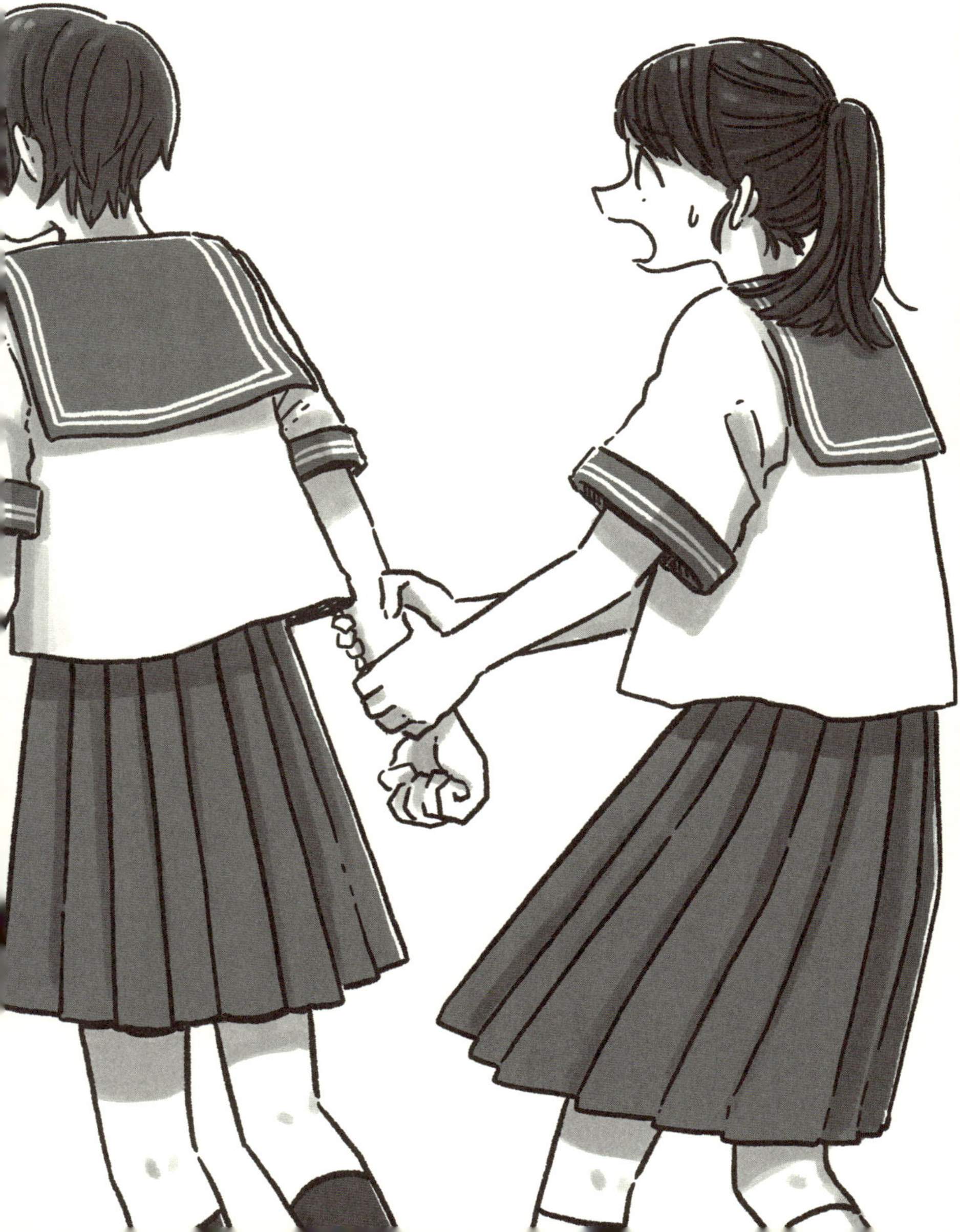

1. 親友のためにできること

おじいさんが亡《な》くなって半年が経《た》ちました。ユキは、まだ心の傷は癒《い》えませんが、いつもの学校生活に戻《もど》ることができました。バスケットボール部の練習にも復帰し、新入部員の面《めん》倒《どう》をよく見る先輩《せんぱい》として慕《した》われています。何かで困っている人を見かけると、放《ほう》っておくことができませんでした。おじいさんから言われた言葉を心に刻んでいたからです。そして、どこかでおじいさんが見守っている感じがしていました。

「今までいろいろなことあったけれど私なりに頑張《がんば》るから。おじいちゃん、見守っていてね」

何かあるたびに、そう言い聞かせていました。

ある日のことです。同じバスケットボール部で親友のはるかが、練習中に怪我《けが》をしてしまいました。ゴール下でリバウンドを取ろうとしたところ、利《き》き足の左足首を捻挫《ねんざ》してしまったのです。すぐに近くの病院で診察《しんさつ》をうけ、骨折はしていないことがわかりました。しかし、絶対安静のため、来月の試合に出ることはできないと言われてしまいました。

はるかとユキは小学校時代からの親友です。小学校６年間、ずっと同じクラスで、ミニバスケット時代からの練習仲間でした。

「はるか、大丈夫《だいじょうぶ》？」

「うん、痛みは薬でだいぶ落ち着いたけれど、１ヶ月近くは走ってはいけないって言われた……」

「そう、でも、きっとはるかならすぐに良くなるよ」

「そうだと良いけれど。先生には、すぐには治らないって言われちゃった」

「そう？　でも私、小学校５年の時に同じように足首を捻挫したけど、翌週には練習に出ていたから、きっとはるかだって来週にはもっと良くなると思うよ」

「ユキ、ありがとう。でも、私は、もう少し時間がかかりそう。まだ歩いただけで痛いし、まだこんなに腫《は》れているし、来週に走れるなんて思えないなぁ」

「はるか、そんな弱気じゃだめだよ。まずは気持ちから負けては良くならないから」

「早く治ってほしい気持ちはあるよ。でもね、なんだか来月の試合には出られない気がするんだ。なんで、怪我なんてしてしまったのだろう。来月の試合、本当に楽しみにしていたんだよ。だから、一生懸命《いっしょうけんめい》に練習してきたのに」

「だからこそ、はやく治して試合に出ようよ。はるかがいなければ、チームは勝てないから。絶対に、はるかが必要なんだよ！」

「ユキ、ありがとう。その気持ちは嬉《うれ》しいけれど……。私だって、試合に出たいよ。でも、こんな怪我なんてしてしまった。……きっと誰《だれ》にも、こんな私の気持ち、わかってもらえない」

ユキは、はるかの力になりたいと思いました。少しでも笑顔《えがお》になれるように励《はげ》ましたいと考えていました。でもはるかは、話していても元気になるどころか、わかってもらえないと下をむいてしまいました。

ユキは、どうしたら力になれるのか悩《なや》んでしまいました。

「そうだ、こんな時はめぐみ先生に聞いてみよう。きっと先生であれば、どうしたら良いか知っていると思うから」

ユキは、迷わずめぐみ先生に会いに行くことにしました。

2．苦しんでいる人は、自分の苦しみをわかってくれる人がいると嬉しい

「来ちゃった……」

衝動《しょうどう》に駆《か》られて、ユキは学校が終わったらすぐに、めぐみ先生のクリニックの前にやってきました。とはいえどうしたらいいのかわからず、途方《とほう》に暮れていると、顔見知りの看護師さんが窓越《ご》しにユキを見つけて声をかけてくれました。

「ユキちゃんじゃない？　どうしたの？　具合が悪くなった？」

と心配げに声をかける看護師さんに、ユキはウウンと首を振《ふ》り、

「めぐみ先生に会いにきたの」

とぽつりとつぶやきました。

看護師さんは不思議に思いながらも、診察室のめぐみ先生に事情を話すと、先生はユキと

の面会を快く引き受けてくれました。

ユキが待合室で待っていると、

「ユキさん」

仕事がひと段落した先生が、ひょこっと診察室のドアから顔を出しました。案内されたのは、普段《ふだん》の診療《しんりょう》の部屋ではなく、奥にある先生の書斎《しょさい》。椅子《いす》に腰《こし》を落ち着けると、すぐにユキは前のめりになって話し始めました。

「先生、私、はるかの力になりたくて。できるだけ、はるかが笑顔になれるように、『大丈夫』って言葉をかけました。でもはるかは、決して笑顔にはなれませんでした。私、何がいけなかったのでしょう。きっとめぐみ先生であれば、ヒントを教えてくれると思って。いてもたってもいられずに、来てしまいました」

めぐみ先生は笑顔で聴《き》いてくれています。

「はるかさんの力になりたかったのですね。でも、はるかさんは笑顔になれなくて、それで今日は来たのですね」

「私、どうしたら良かったのでしょうか?」

めぐみ先生は、いつも大切なことを言う時には、一呼吸してから話し出します。

「そうですね。どうしたら良かったのかですね。はじめにユキさんにお伝えしたい基本的な考えがあります」

「はい」

ユキは、ゴクンと唾《つば》をのみました。

「**苦しんでいる人は、自分の苦しみをわかってくれる人がいると嬉しいということです**」

「え！」

ユキは、先生の言葉を聞いて、おじいさんが亡くなって落ち込んでいた半年前の自分を思い出しました。

「あの時の私って、もしかしてそうだったのかな」

ユキは、いろいろなことが脳裏《のうり》に浮かんできました。大好きだったおじいさんが病気で入院したこと、治療《ちりょう》をあきらめて自宅に戻ることになったこと、もっと生きていてほしかったのに、ちっとも生きる意欲を見せなかったこと、そして、けんかしてしまったこと。少し思い出すだけで涙《なみだ》があふれてきます。そして、死に目に会わずに、ずっと後悔《こうかい》していたこと。

「あの時の私も同じだった。誰にも私の気持ちをわかってもらえなかった。だから、ずっと布団《ふとん》の中で閉じこもって世界を遮断《しゃだん》していた。いくらお母さんが話しかけても、心に響かなかった。自分なんてこの世から消えてしまいたいと本当に思っていた」

あの時、本当に自分の苦しみをわかってくれる人がいたらと心底思っていた。そんな時、めぐみ先生が私の話を聴いて理解してくれた。本当に、心から嬉しかったし心強かった。今まで自分を責め続けていた思いが、あの短い時間の会話で軽くなった。

「苦しんでいる人は、自分の苦しみをわかってくれる人がいると嬉しいのですね。私、本当にそう思います。私もそうだったから……。先生、教えてください。**私、どうしたら、はるかの『わかってくれる人』になれるのでしょうか!?**」

めぐみ先生は笑顔で答えました。

「ユキさんは、怪我をしたはるかさんの力になりたいのですね」

ユキは小さくうなずきます。

「もし、はるかさんの力になりたいと思うのであれば、**ユキさんが、はるかさんからみて、わかってくれる人になれるための方法を学ばないといけませんね**」

「はい。でも、はるかは、『私の気持ちは誰にもわかってもらえない』って言っていました。どうしたら、私、はるかの気持ちをわかることができるのですか？」

ユキは不安そうな顔で問いました。

めぐみ先生は、ユキの言葉を聴いて、にっこり笑いました。

「ユキさんが、はるかさんの気持ちをわかることは無理だと思いますよ」

先生の言葉を聞いてユキは怪訝《けげん》な顔になりました。

「私が、はるかの気持ちをわかることが無理っていうんですか？　私とはるかは小学校からずっと同じクラスでした。ミニバスケット時代からの親友です。なのに、私がはるかの気持ちをわかることは無理というのですか？」

「はい、そうです。**ユキさんがはるかさんの苦しみをすべてわかることなど、無理だということです**」

「だって、先ほど苦しんでいる人は、自分の苦しみをわかってくれる人がいると嬉しいと先生が言っていたのではないですか」

「はい、そうです。でも、私とユキさんが言っていることは似ているようで全然違《ちが》うのです。ちょっと例を出しましょう」
そう言うと、めぐみ先生は近くにあった白い紙に文章を書き始めました。

文1　私が、相手をわかること

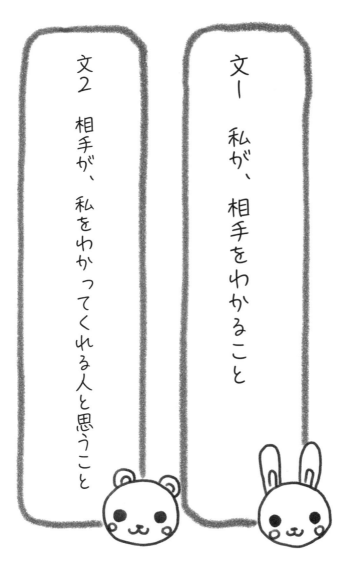

文2　相手が、私をわかってくれる人と思うこと

「最初の文章は、私が主語ですね。**私が、苦しんでいる相手の苦しみをわかること**という意味ですね」

「はい、そうです」

ユキは不思議そうな顔でうなずきました。

「実は文1は、とても大切なことなのです」

めぐみ先生は、そのように話をしながら、文1に文字を加えました。

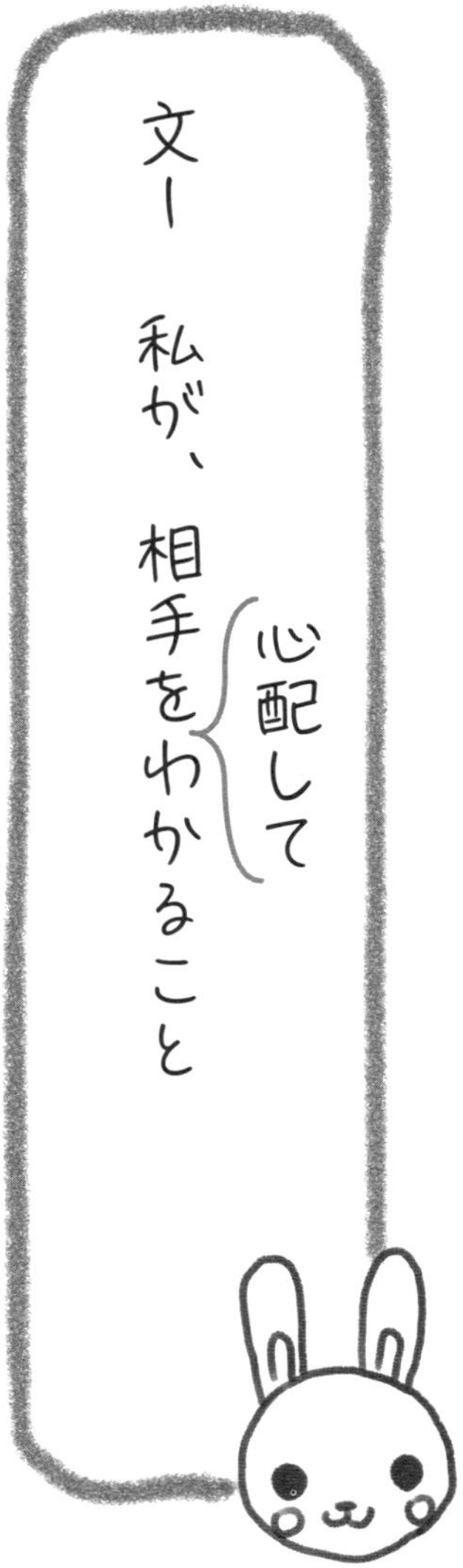

「もし、目の前に誰かが苦しんでいたならば、心配して、『大丈夫ですか？』と声をかけることがすべての始まりなのです」

ユキはうなずきました。

「一番悲しいことは、目の前に苦しむ人がいても、無視することです。ユキさんは、そんなことはしませんよね」

もちろんという顔で、ユキは再びうなずきました。

「ですから、**相手を心配することは、すべての始まり**となります。ユキさんも、もし目の前で誰かが苦しんでいれば放っておかないですよね」

「はい」

「私は医師として、患者《かんじゃ》さんや家族を心配します。そして、相手を注意深く観察して、話を聴きながら、何が原因で具合が悪いのかを探《さぐ》ります。必要があれば採血や画像検査などを加えて、苦しみの原因を見いだそうとします。このようにして医学は進歩してきました。ただ、どれほど心配して、観察をしても、私は相手の苦しみをすべてわかることができるでしょうか。『なんで私だけ苦しむの？』という問いかけには、たとえ医師であったとしても無力なのです」

「先生でも無力と感じることがあるのですね。それほど、相手の苦しみをすべてわかることは難しいのですね」

ユキは神妙《しんみょう》な顔でつぶやきました。

「はい。どれほど仲の良い親友であったとしても、相手の苦しみをすべてわかることはできません。では、私たちはどうしたら良いと思いますか？」

めぐみ先生は、困っているユキに、どこか試《ため》すように声をかけました。

「だって、相手の苦しみをわかることができないのに、何ができるかなんて言われても、ちっとも想像できない」

「では、先ほどの文１の主語を変えてみたいと思います。文１の主語は私です。私が、相手の苦しみをわかること。それを、苦しんでいる相手を主語に変えます。それが文２になるのです。文２の主語は相手ですね。苦しんでいる相手が、私のことをわかってくれる人と思うことです」

文2　相手が、私をわかってくれる人と思うこと

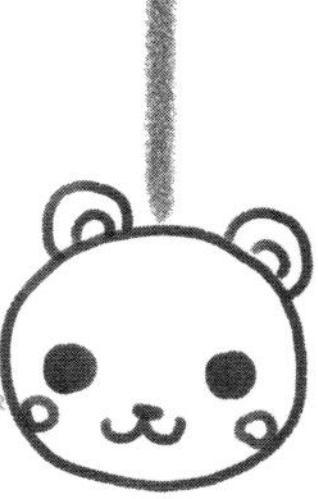

「なるほど、文1と文2は似ているようで、主語が違うのですね」

ユキは感心した様子で、先ほどのイラストを眺めました。

「私が相手をわかろうとすることは最初の一歩です。もし、目の前で誰かが苦しんでいたならば、『大丈夫ですか？』と声をかけることがまず大事になります。しかし、**『私』は、どれほど相手のことを思って考えても、相手の本当の苦しみをすべてわかることはできません。しかし、『相手が私をわかってくれる人と思うこと』は、可能性があります。**苦しんでいる人（相手）は、自分の苦しみをわかってくれる人（私）がいると嬉しいのです」

めぐみ先生の話を聞いて、ユキは大切なことを学んでいると感じました。

３.『わかってくれる人』になるためには

それでも疑問がありました。ユキは親友のはるかを一生懸命勇気づけようとして励ましました。たぶん、他《ほか》の友人たちも、目の前で誰かが苦しんでいたら、きっと同じことをするでしょう。しかし、ユキが信じていた方法では、どうも苦しむ人の力になれないことがわかりました。

「先生、私どうしたら、はるかの力になれるのでしょう？　はるかにとって『わかってくれる人』になれるのでしょう……」

ユキの目は真剣です。

「それは簡単です。相手の話を〝聴く〟ことです」

「え？」

ユキは、ときどき先生の言うことがわからなくなることがありました。

「でも、私、はるかの話を聞いていたと思います……」

「たしかに会話をしていたでしょう。そして、はるかさんの話も聞いていたことでしょう。でもその会話は、はるかさんからみて、**『わかってもらえた』と思える聴き方**ではなかったと思いますよ」

「**『わかってもらえた』と思える聴き方？**」

「はい、その聴き方にはコツがあります」

めぐみ先生は、再び白い紙に書き始めました。

『わかってくれる人』になるためには

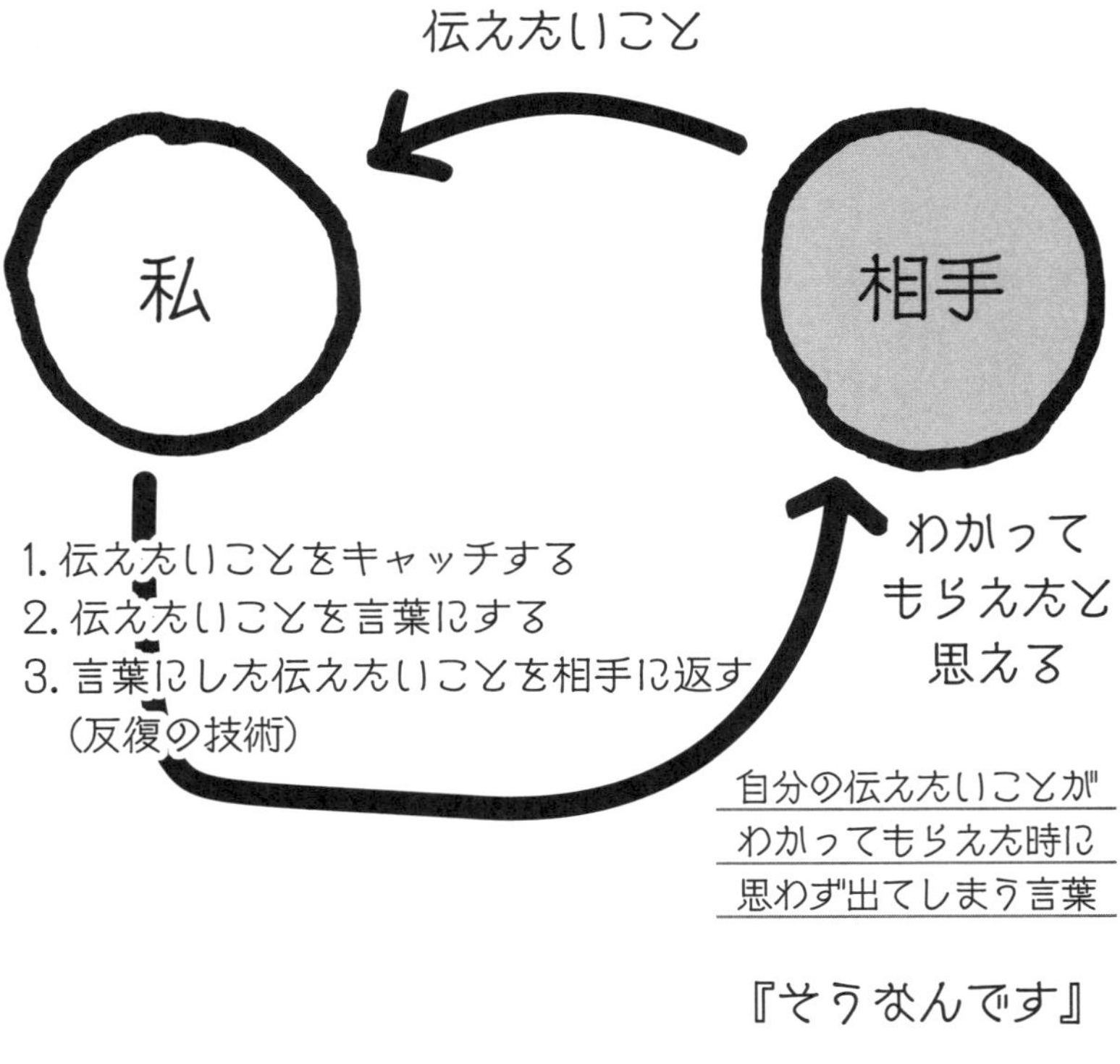
伝えたいこと
私
相手
1. 伝えたいことをキャッチする
2. 伝えたいことを言葉にする
3. 言葉にした伝えたいことを相手に返す
（反復の技術）
わかって
もらえたと
思える
自分の伝えたいことが
わかってもらえた時に
思わず出てしまう言葉
『そうなんです』

「『相手』は、自分の伝えたいメッセージがあります。『私』は、相手の伝えたいメッセージをキャッチしようとします」

ユキは静かにうなずきます。

「ここが大切です。というのも、苦しんでいる人は誰にでも自分の話をするのではありません。**相手を選んでいます。わかってくれそうな人だけに、自分の話をします**」

ユキはおじいさんが亡くなった後のことが脳裏をよぎりました。あの時は、本当に苦しかったけれど、確かに誰にでも話したいとは思わなかった、むしろわかってくれないなら話したくないと思っていました。めぐみ先生の言葉は、いつも心に刺《さ》さります。

「相手の伝えたいメッセージをキャッチできたならば、その内容を言葉にします。相手の伝えたいメッセージは言葉だけとは限りません。顔の表情や、その人が今までに大切にしてきたこだわりなどからも、伝えたい内容を推測することができます」

「へぇ、伝えたい内容を知る手がかりは言葉だけではないのですね」

「そうなのです。その人が何を伝えたいのだろうという思いを大切にしながら、本人の言葉だけではなく、その人らしさを意識して、ていねいに聴いてみたいですね。

そして、相手が伝えたいと思っていた内容を言葉にして、相手に返します。つまり、**『あなたは、こういうことを伝えたいのですね』と、相手に聞こえるように返すのです**」

ユキは、めぐみ先生の話を聞きながら、気がついたことがありました。

「先生が、私の話を聴く時の方法ですね。

私、以前から、不思議に思っていました。**先生は、いつも私の話している言葉を、ていねいに拾って、話の最初に返してくれていました。私、本当に不思議だったのですが、とても気持ちが良かったのです。**それまで心にしまっていた重たいものが、急に軽くなる思いをしていました。この感覚が大事なのですね」

めぐみ先生はにっこり笑ってうなずきました。

「はい。これが**〝反復《はんぷく》〟という技法**です」

「はんぷく、ですか？」

「はい、そうです。相手が伝えたいメッセージを言葉にして、相手に返す方法です」

「私ははるかの話を聞いていたと思っていたのですが、その方法とは違うのですね」

4. 知りたいことを聞くことと、わかってもらえたと思われる聴き方は違う

めぐみ先生は、大きく深呼吸をしました。

「ユキさん、とても大切なことに気づきましたね。確かにユキさんは、はるかさんと話をしていました。そして、はるかさんの話を聞いています。**ただ、その多くは、ユキさんが知りたいことを聞いていませんか？**」

ユキは、その時の様子を思い出しながら答えました。

「うーん、よく覚えていないけれど、はるかのことを心配していた。でも、声をかけた内容は、先生の言うとおりに、自分が知りたいことだったかもしれません」

「実は、多くの人は聴くことの大切さを知っています。しかし多くの人は、自分の知りたいことを聞いていることが多く、『わかってもらえた』と思われる聴き方、つまりは反復を通して聴いている人は多くはありません」

「へぇー」

めぐみ先生の話は、いつも学ぶことが多く、ユキにとっては驚くことばかりです。

「さらに、ユキさんに一つ質問です。

もし、ユキさんが、誰かに話を聴いてもらいたい時、どんな相手に安心感があり、どんな相手に居心地《いごこち》の悪さを感じるでしょう？」

ユキは、家の中でのお母さんとの会話を思い出しながら、しばらく考えました。

「そういえば、私が話をしていても、お母さんがこっちを向いてくれないで、テレビを観《み》ていたり掃除《そうじ》をしていたりすると、なんだか話をしたくなくなることがあります」

めぐみ先生は、にっこり笑いました。

「そうですね。せっかくこちらが話をしていても、顔を向けずにソッポを向いていたり、他の何かを続けたりしていれば、話す私たちは、話す気持ちがだんだんと失《う》せてしまいます」

ユキは、家庭でのふだんの母親とのやりとりを思い出しながら、思わず大きくうなずいていました。

「ところが、私たちが相手に話をしている時に、相手がこちらを見て、うなずいているだけでも、私たちの気持ちが変わります。さらに話をしたいという気持ちになることでしょう。私たちの何気ない態度も、実は相手に大きな影響《えいきょう》を与えているのですよ」

「……先生、私、もっと先生から多くのことを学びたいと思うようになりました。まずは、はるかの話をもう一度ていねいに聴いてみたいと思います。ありがとうございました」

ユキは、はるかとの向き合い方を知ることができ、嬉しくなりました。そして、早速《さっそく》はるかに会って、めぐみ先生から教えてもらった『聴き方』で、話を聴いてみようと思いました。

5. 親友の悩みと涙の意味

翌日、ユキは、放課後にはるかと会っていました。

「はるか、こないだはごめんね。ついはるかに元気になってもらいたいと思って、励ましてばかりいて」

「そんなことはないよ。いつも私のこと、気づかってくれて嬉しいし。でも、本当はとても悔《くや》しかったんだ……」

はるかは、下を向きながら話をしてくれました。

「本当は、とても悔しかったんだね」

ユキは、おそるおそる、習った反復を使ってみました。

すると、はるかの表情が変わりました。

「そう、悔しかった！　だって、今度の試合、楽しみにしていたから」

ユキは続けて反復しました。

「今度の試合、楽しみにしていたんだね」

はるかの表情が、さらに変わっていきます。

「実は、私のお母さん、去年の秋にがんが見つかって……」

はるかは、目にいっぱいの涙を浮かべながら告白を始めました。

はるかの言葉を聞いて、ユキは一瞬《いっしゅん》ドキッとしました。ユキのおじいさんのことを思い出したからです。それでも、めぐみ先生の教えをしっかり守ろうとして、反復を続けました。

「はるかのお母さん、去年の秋にがんが見つかったんだね」

「私、お母さんに、私が試合で活躍《かつやく》するところを見せてあげたかったの。お母さん、小さい頃《ころ》から、運動会は毎年見に来てくれたでしょう。試合も楽しみにしてくれていた」

ユキは、小学校からのはるかとの付き合いの中で、何度もはるかのお母さんと会っていました。

「はるかのお母さんに、はるかが試合で活躍するところを見せてあげたかったんだね」

「だから練習して、お母さんに私の元気な姿を見せて、少しでも元気になってほしくて……。なのに、こんな怪我をしてしまって。お母さんにこんな姿見せられない。だから悔しくて……」

はるかの目から、いっぱいの涙があふれてきました。同時にユキの目にも涙があふれてきました。はるかの悔しい思い、そしてお母さんを失ってしまうかもしれない不安感が強く伝わってきたからです。でも、この後、どのように言葉をつないで良いかわかりませんでした。

『少しでもはるかに元気になってもらいたいのに、私、どうして良いかわからない』と心の中で無力感を味わっていました。私、はるかに何もできない……。しばらくユキは、はるかのそばにいることしかできませんでした。時間だけが静かに流れていきました。

どのくらいの時間が経ったでしょうか。少し落ち着いたはるかが、先に言葉を発しました。

「ユキ、ありがとう。お母さんのこと、実は学校の誰にも言えなかった。だから、ずっと心の中にしまい続けていて、苦しかった。でも、こうしてユキに聴いてもらえて、本当に嬉しかった。ありがとう」

はるかは笑顔でお礼を言いました。

「こちらこそ、何も気の利《き》いたアドバイスができないけれど、はるかがそう言ってくれて私も嬉しい」

「**アドバイスなんて、何にもいらない。ただ、自分の不安な気持ちや悔しい思いをわかってくれる人がいるだけで、嬉しい**」

はるかの言葉を聞いて、ユキは不思議な気持ちになりました。そして、めぐみ先生の言葉を思い出しました。**苦しんでいる人は、自分の苦しみをわかってくれる人がいると嬉しい**のだと。そして、聴くということは、どんなアドバイスよりも、大きな力になれるかもしれないと感じました。

「はるかに、嬉しいと言ってもらえて、私も嬉しい。ありがとう」

2人の顔に笑顔が戻っていました。

◆◆◆

その後ユキは、秋の大会で大活躍をしました。チームの先頭にたち、オフェンスでもディフェンスでも素晴《すば》らしいプレーを見せることができました。2人の通う学校は、地区優勝して、県大会に進むことになりました。

一方、はるかは残念ながら大会までに怪我が治らず、1ヶ月経っても、練習ができずにいました。試合は、観客席からの応援《おうえん》。お母さんに試合で活躍するところを見せることができませんでした。

それだけではありません。自分がチームにいなくても、試合に勝つことができた……。そう思うと、はるかはとても心が苦しくなりました。

大会から数日後、はるかは部活の練習に顔を出しませんでした。心配したユキは、はるかにメッセージを送りました。すると、とても深刻な内容の返事が届きました。

はるかからのメッセージには、次のように書いてありました。

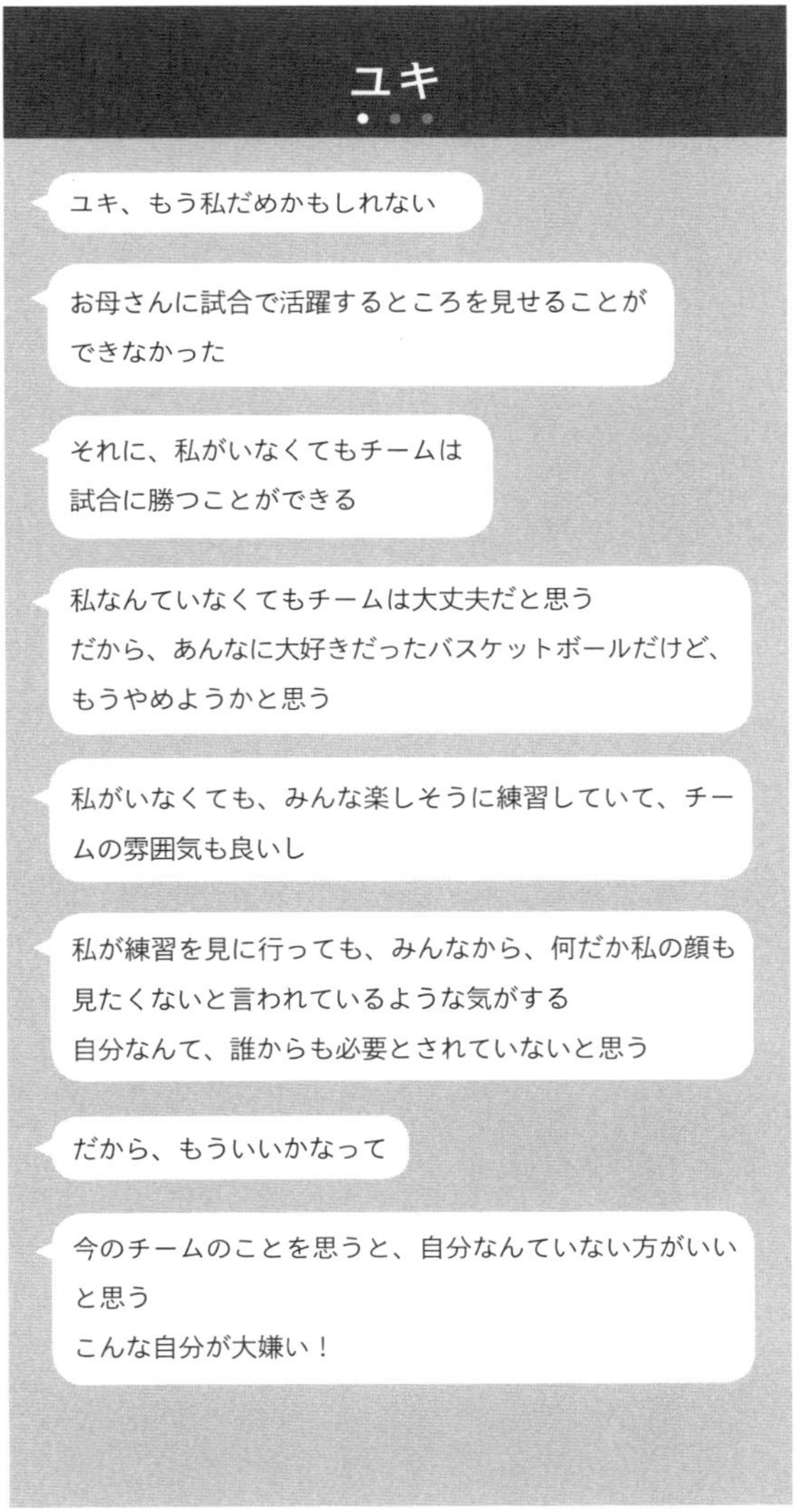
ユキ
ユキ、もう私だめかもしれない
お母さんに試合で活躍するところを見せることができなかった
それに、私がいなくてもチームは試合に勝つことができる
私なんていなくてもチームは大丈夫だと思う
だから、あんなに大好きだったバスケットボールだけど、
もうやめようかと思う
私がいなくても、みんな楽しそうに練習していて、チームの雰囲気も良いし
私が練習を見に行っても、みんなから、何だか私の顔も見たくないと言われているような気がする
自分なんて、誰からも必要とされていないと思う
だから、もういいかなって
今のチームのことを思うと、自分なんていない方がいいと思う
こんな自分が大嫌い！

ユキは、はるかからのメッセージを読んでも、どう返して良いか皆目見当《かいもく》もつきませんでした。

困った時に、すぐに頭に浮かんだのは、めぐみ先生でした。この数ヶ月の間、ユキがつらかった時、苦しかった時に、力になってくれたのはめぐみ先生でした。こんな時、先生ならばどう答えてくれるのだろうか。

ユキは、思い切ってめぐみ先生に電話をしました。事情を知った先生から、ユキとはるかと一緒《いっしょ》に話をしないかと提案がありました。ユキは二つ返事でお願いしました。このままでは、はるかがどうにかなってしまうのではないかと心配だったからです。

『はるかに元気になってほしい、そのために私にできることがあれば何でもしたい』

ユキは心の中でそう叫《さけ》んでいました。

第２章のまとめ

第２章でめぐみ先生が話していたことをわかりやすくまとめました。
物語を続けて読みたい人は、読み飛ばしていただいて大丈夫です。
後から、「こんなこと話していたな」と、
大事なことを思い出したい時に活用してください。

●苦しんでいる人は、自分の苦しみをわかってくれる人がいると嬉しい

●相手を心配すること、気にかけることは、周りの人を助ける始まり

●自分が他人の苦しみをすべてわかることは不可能

●知りたいことを聞くだけだと、
「わかってくれる人」の聴き方にはならない

●他人にとっての「わかってくれる人」になるには、方法がある
◇相手の話を〝聴く〟こと⇓「反復」を活用する：相手が伝えたい
メッセージをキャッチして、その内容を言語化して相手に返す
◇相手が伝えたいメッセージは言葉だけとは限らない。
その人らしさを意識して聴くことが大事

第3章 ‖ 1人で頑張らなくていい

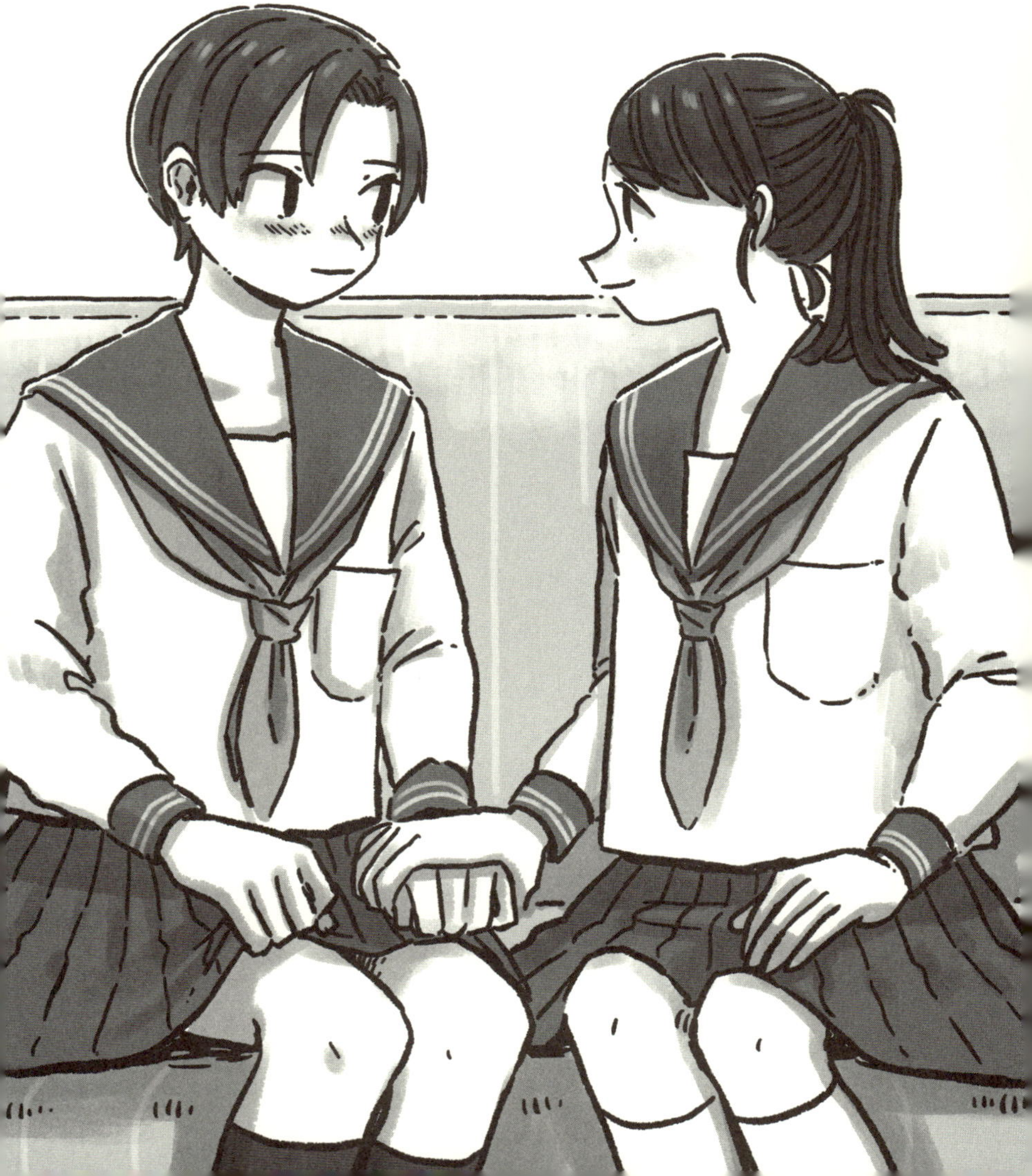

1．ずっと1人で頑張らなければいけないと思っていた

めぐみ先生のクリニックは、県道沿いにあります。もうこの地で開業して20年になります。午前中は外来診療《しんりょう》を行い、午後からは地域に出て訪問診療をしています。最近では、自宅で最期《さいご》まで過ごしたいと希望する患者《かんじゃ》さんの診療を引き受けることが増えてきました。

ユキとはるかが先生のクリニックに着いたのは、午後の訪問診療を終えた午後5時すぎでした。2人は診察室ではなく、たくさんの本が並んでいる書斎《しょさい》で先生を待っていました。

「ユキ、本当に私、ここに来て良かったのかな？　なんだか申し訳ない気がして」

「はるか、大丈夫《だいじょうぶ》だよ。めぐみ先生は、私のおじいちゃんを担当してくれた先生で、その後に私が落ち込んでいた時に本当に力になってくれた先生なんだ。今日も、快く相談に乗ってくれるから」

しばらくして、めぐみ先生はいつもの笑顔《えがお》で部屋にやってきました。

「ユキさん、そしてはるかさん、こんにちは」

めぐみ先生が、部屋に入ると、その場が照らされるように明るくなります。

「ユキさん、今日はお友達をご紹介《しょうかい》ありがとうございます。はるかさんですね。はじめまして、吉川めぐみです」

めぐみ先生は、穏《おだ》やかな表情で声をかけました。

「さて、今日は、はるかさんの相談ですね」

はるかは、こくりと小さくうなずきました。

「たしか、バスケットの練習中に利《き》き足である左足首を捻挫《ねんざ》されたのでしたね」

はるかは、すこし緊張《きんちょう》気味にうなずきます。

「そして、練習ができなかった……」

「そうなんです」

3人の間に、静かな時間が流れました。

急にはるかが話し始めました。

「私、練習中に怪我《けが》をして、試合に出られなくて……。そして、お母さんに私が試合で活躍《かつやく》している姿を見せることができなかったんです。私のお母さん、病気……がんになっちゃったから……。少しでも元気なうちに見せておきたかったのに。そして、私がいなくてもチームは勝つことができるし……。

先生、教えてください。なんで、私だけこんなに苦しまないといけないのですか？　頑《がん》張《ば》って練習してきたのに、お母さんのために活躍するところを見せたかったのに、怪我で試合に出られなくて。何のために練習してきたのかわからない!!　お母さんだって、本当はずっと元気でいてほしかったのに、なんで私のお母さんだけ……!!」

はるかは今までの苦しい気持ちを吐《は》き出すかのように一気に言葉を発した後、つらそうに唇《くちびる》をかみしめました。めぐみ先生は、ゆっくりとはるかの言葉を返しました。

「なんで、はるかさんだけ苦しまないといけないの？という思いですね。そして、お母さんのために活躍するところを見せたかった、そしてお母さんには本当はずっと元気でいてほしかったのですね」

はるかは、小さくうなずいて、しばらく下を向いていました。何かを考えている様子。その時間は、ユキにとってはとても長い時間に思えました。一方、めぐみ先生は、穏やかに、ときどきうなずきながらはるかの言葉を待っています。

するとと、ようやくはるかが話し始めました。

「私、小さい時に、努力すれば必ず報《むく》われると教えられて育ちました。教えてくれたのはお母さんです。

小学校の時に鉄棒で、逆上がりができなくて、公園で何度も練習した時に教えてくれたのもお母さんです。お母さんは働いていたけれども、時間を作って私に付き添《そ》ってくれました。私が、ミニバスケットの試合に出る時には、忙《いそが》しくても時間を調整して見に来てくれました。私がシュートを決めると、手をたたいて喜んでくれました。試合に負けた時には、一緒《いっしょ》に泣いてくれました。嬉《うれ》しい時も悲しい時も、いつもそばにお母さんがいました。

だからこそ、お母さんに元気になってもらうためにも私が元気な姿を見せたい、活躍するところを見せてあげたいって、そう思って練習してきました。お母さんが去年の秋にがんが見つかって……すごく不安で。でも私、負けないように頑張ってきたのに……」

一気に話すと、はるかは涙《なみだ》があふれてきました。

「はるかさんにとって、とても大切なお母さんですね。いつもはるかさんのそばには、お母さんがいたのですね。そのお母さんが、去年の秋にがんが見つかって、それでも負けないように頑張ってきたのですね」

はるかは、涙をふきながらうなずきます。

ユキは、はるかがかわいそうで仕方がありませんでした。そう思うと悲しくて、ユキの目にも涙があふれてきました。はるかの大好きなお母さんが喜ぶために練習してきたのに、試合に出られなかった悔《くや》しさ、そしてお母さんがいなくなるかもという、行き場のない強い不安が伝わってきたからです。

「先生、私、お母さんがどうなるかわからない状況《じょうきょう》なのに喜んでくれる活躍もできないし、チームの役にも立てない。お母さんを笑顔にもしてあげられない。私なんて誰《だれ》からも必要とされていないのではないかと思ってしまう。だから、私なんて、生まれてこない方が良かったのではないかと……」

ユキは、はるかの言葉を聞いて、ドキッとしました。はるかがこんなにも苦しんでいるとは思わなかったからです。

2. 困難から見つける支え

めぐみ先生は、ていねいにはるかの様子をうかがっています。はるかの呼吸にあわせて、静かにうなずきながら声をかけるタイミングをはかっていました。

「はるかさんは、自分自身が誰からも必要とされてないと思うのですね。生まれてこなければ良かったと……」

はるかは、ずっとうつむいて涙を流していました。

すると、めぐみ先生は少し声を大きくしながら問いかけました。

「はるかさんは、今は14歳ですね」

はるかは静かにうなずきます。

「ユキさんと同級生だから、中学2年生ですね。

はるかさんは、今まで生きてきて、いろいろなことがあったと思います。嬉しいことも、苦しいことも、悲しいことも」

ユキは、めぐみ先生がこれからどんな話をするのかドキドキしていました。

「私は、ユキさんから、はるかさんの話を聞いたことがあります。バスケットボール部の同級生で、すごく頑張り屋さんの親友がいるということ。どんなに厳しい練習でも、人一倍大きな声を出して、最後まであきらめないで努力するんだって、聞いていました」

はるかは、だまって聞いています。

「はるかさん、**今まで生きてきて、つらかった時や苦しかった時、支えになったものはありますか？**」

下を向いていたはるかは、急に顔をあげて遠くを見ました。しばらく何か考えた後、

「お母さん」

ささやくような小さい声ではるかは答えました。

「お母さんですね」

めぐみ先生が答えます。

「大好きなお母さんが、いつもそばにいてくれた。だから、どんなにつらい時も頑張ることができたと思う」

先ほどより少し大きな声で、はるかは答えました。

「大好きなお母さんが、いつもそばにいてくれたのですね。だから、頑張ることができたのですね」

はるかは、大きくうなずきます。

「どんなお母さんですか？」

めぐみ先生が、はるかに問いかけました。

「優《やさ》しくて温かくて、どんなに私が落ち込んでいても、いつも応援《おうえん》してくれる大好きなお母さん」

はるかは、さらに大きな声で答えました。

「優しくて温かいお母さんなのですね。どんなにはるかさんが落ち込んでいても、いつも応援してくれる大好きなお母さんですね。そのお母さんは、今のはるかさんを見て、どのような言葉をかけるでしょう？」

めぐみ先生は、静かにはるかに声をかけました。

「こんな私でも、『大丈夫だよ』って言ってくれる。いつもそうだったから。どんなに私がダメな時でも、いつもお母さんは、私を認めてくれていたから」

大粒の涙を浮かべながらも、はるかの顔に笑顔が戻りました。

「どんなはるかさんであっても、『大丈夫だよ』と認めてくれるお母さんですね」

めぐみ先生は、さらに話を続けました。

「人はうまくいっている時には、自分を支えてくれている誰かがいることに気づきません。**ところが、大きな困難や苦しみを抱《かか》えた時、自分にたくさんの仲間がいることに気づきます。**

1人の患者さんの話を紹介しますね。名前はNanaさんと言って、お母さんやお姉さんとは離れて1人で暮らしていました。Nanaさんは、人に頼《たよ》ることが嫌《きら》いで、自分で自分のことをすることが好きでした。

ところがある時、がんになってしまい、手術、抗《こう》がん剤《ざい》治《ち》療《りょう》を受けました。しばらくは落ち着いて仕事を続けることができましたが、ある時からは、これ以上の治療が難しいと言われました。仕事もできなくなりました。やがて病院に通うこともできなくなり、私が自宅まで訪問診療に伺《うかが》っていました。

Ｎａｎａさんは、誰かの助けを必要としていて、１人で生きていくことができない状況でした。身体の痛みはありませんでしたが、彼女は、早くこの世から消え去りたいと願っていました。

そんな彼女に、ある日私は一つのお願いをしました。

『この病気になって気づいたこと、学んだことを、これから社会に出て行く子どもたちにメッセージとして伝えていただけませんか？』と。

彼女は一晩考えて、この詩を書いてくれました」

めぐみ先生は、書斎の本棚《ほんだな》から、額縁《がくぶち》に入った１枚の詩を見せてくれました。

病がくれた勇気／カラー

苦しみは、一人でがんばらなければいけないと思い込んでいた。
わたしの目に映る景色はモノクロだった。

でも、ある日、ほんの少しの〝勇気という一歩〟を踏《ふ》み出すことで、
あたたかな手を差しのべてくれる人たちがこんなにも
たくさんいることに気がついた。

その瞬間《しゅんかん》、わたしの目に映る景色に色がついた。

わたしが、あなたが生きているこの世界は、
明るく・あたたかく・無限に優しい。
だから、一人でがんばらないで。
声にだして仲間を呼ぼう。
ほんの少しの勇気をだして。
この世界が七色に輝《かがや》きだすから。

Nana

「Ｎａｎａさんは、病気になる前は、苦しみは1人で頑張って耐《た》えなければいけないと信じていました。しかし、病気になって自宅から外に行けない体になって、初めて在宅でこんなに多くの人たちが、生活や医療の面で応援してくれることに気づきました。だから、彼女は嬉しかったのだと思います。

その詩を、私はクリニックのＳＮＳで発信しました。すると、全国の人からＮａｎａさんに応援と感謝の言葉が届きました。Ｎａｎａさんの詩を読んで、勇気づけられたことや励《はげ》まされたことが書いてありました。Ｎａｎａさんは、ＳＮＳに書いてある自分へのメッセージを読んで、心から喜びました。

『今は1人で外出もできない私でも、誰かに喜んでもらえる。こんな私でも、私のことを認めてくれる人がいる』

そう感じたＮａｎａさんは、それからは、この世から消えたいとは言わなくなりました」

めぐみ先生の話を聞いて、はるかは静かに話し始めました。

「先生、私、今まで、苦しみに耐えることを1人で頑張ってきました。誰にも頼ってはいけないって、言い聞かせていました。でも、今回、怪我してしまって。私、どんなに努力しようと思っても、足の怪我は治りませんでした。だから、もう私なんて、役に立たないダメな私だって思っていました。

お母さんの件もそうです。病気がわかってから、ずっとずっと不安だったけど、弱音は吐いちゃいけない。そうずっと思っていた。

でも、今日、改めて気づくことができました。私には支えがある。大好きなお母さんがいて、家族もいて、親友のユキがいて。そして、やっぱり私、バスケットボールが好き。今は、練習も十分にできないけれど、私、必ず元気になって試合に出たい。そしてお母さんのことも支えていきたい」

はるかの目には、いつもの輝きが戻っていました。

「はるか、私も応援するよ」

ユキは涙をふきながら声をかけました。

「はるかさん、大切なことに気づきましたね。**人は、誰かの役に立てる時に、自分のことをよくできましたと認めることができます。**しかし、役に立たない時は、自分のことを認めることができず、苦しむことがあります。しかし、**たとえ何もできないとしか思えない苦しみ**

を抱えていたとしても、その人のことを心から認めてくれる誰かとのつながりは、『これで良い』と自分の存在を認め、『これで良い』と自分の存在を許してくれる確かな力になるでしょう。その支えこそ、これからを生きる大きな力になりますね」

はるかは力強くうなずき、ユキの方をまっすぐ見つめました。

「ユキ、ありがとう。私、今日、ここに来て本当に良かった。1人のままで頑張らず、ちゃんと自分の気持ちを言えて、そして支えに気づくことができて良かった。あのままだったら、私どうなっていたかわからない。さすがユキが信頼《しんらい》する先生だね」

はるかの元気な言葉にユキも笑顔で応《こた》えました。

「はるか、私も嬉しい。はるかの笑顔が見たかったから」

すでに外は暗くなっていましたが、2人の心は明るいままでした。

第３章のまとめ

第３章でめぐみ先生が話していたことをわかりやすくまとめました。
物語を続けて読みたい人は、読み飛ばしていただいて大丈夫です。
後から、「こんなこと話していたな」と、
大事なことを思い出したい時に活用してください。

●大きな困難や苦しみを抱えたことが、
自分にたくさんの仲間がいることに気づくきっかけになる

●人は、誰かの役に立てる時に、自分のことを認めることができる

●たとえ自分が何もできない存在だと思ったとしても、
心から自分を認めてくれる誰かとのつながりは、
自分の存在を認め、自分の存在を許してくれる確かな力になる

●支えこそ、これからを生きる大きな力になりえる

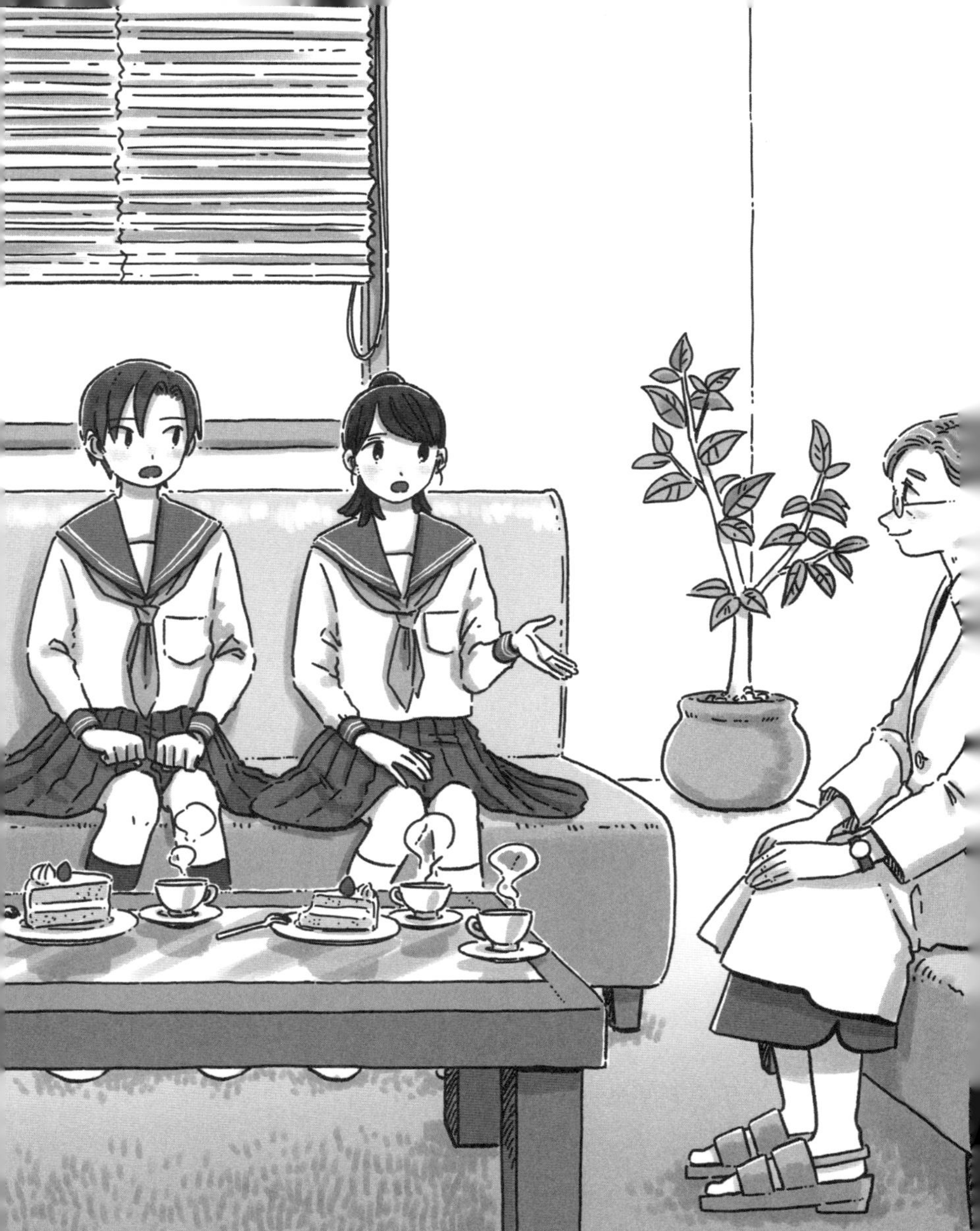

第4章 ‖ 死と生き方について考える

1. 私、なぜ勉強しなくてはいけないのだろう

はるかの足の怪我《けが》は、少し時間はかかりましたが、無事に治りました。そして、バスケットボールの練習を再開しました。さらに、今まで以上に練習に励《はげ》むようになりました。

そして、嬉《うれ》しいニュースもありました。はるかのお母さんの状態が安定してきたのです。がんの治療《ちりょう》がとてもよく効いて、あれから半年以上経《た》ちますが、日常生活が送れるぐらいに元気に過ごしています。はるかは、大好きなお母さんのためにも、練習して試合で活躍《かつやく》したいと心から願っていました。

ユキもまた元気です。おじいさんのことを思い出すと、心が苦しくなることもありますが、その一方で、どこかで見守ってもらっている感じもしていました。ですから、おじいさんの話題になっても、以前のようにあまり悲しい気持ちだけにはならなくなりました。

ユキもはるかも、めぐみ先生のことを慕《した》っていました。昼休みや、放課後にもめぐみ先生

のことが時折話題になるぐらいでした。お互い困った時には、「もしめぐみ先生であれば、なんて答えるのかな？」などと話をすることもあります。根がひょうきんなはるかは、めぐみ先生のものまねもできるようになりました。

めぐみ先生も、2人のことをかわいがっていて、特にユキのおじいさんを担当していた主治医として、ユキのその後を気にかけていました。そのため、ときどきですが、診療《しんりょう》の予定が空いている夕方を利用して、2人との時間を作るようにしていました。

おじいさんが亡《な》くなって1年が経ち、ユキもはるかも中学3年生になっていました。ある日、めぐみ先生の書斎《しょさい》に久しぶりに2人で行くことになりました。

めぐみ先生の書斎は、たくさんの本がありました。医学書だけではなく、ユキの好きな図鑑《ずかん》や、文学全集もありました。本棚《ほんだな》を眺《なが》めているだけで、ユキはめぐみ先生がいろいろなことを学んできたのだと感じました。

「お待たせ」

めぐみ先生がいつもの笑顔《えがお》で部屋に入ってきました。紅茶の入った白いポットとフルーツの彩《いろど》りがきれいなショートケーキが、トレーにのっています。ユキは、めぐみ先生の書斎で飲む紅茶が大好きでした。同じ紅茶でも、自分の家で飲むものとここで飲むものでは、こんなにも違《ちが》うものかといつも感心しています。

「ユキさん、はるかさん、ご無沙汰《ぶさた》ですね。2人は、もう中学3年生になりましたね」

「はい！　無事に2人とも3年生に進級できました。そしてね、先生、すごいのですよ。今年もはるかと同じクラス。これで小学校1年から9年間、はるかと同じクラスということになる！」

ユキは、笑顔で答えました。そして、最近の様子を楽しそうに報告し始めます。バスケットボール部のキャプテンになったこと。先日の試合での12得点、五つのリバウンド、そして五つのアシストの活躍《かつやく》を誇《ほこ》らしげに話しました。はるかも、3ポイントシュートを3本決めたことを、ユキに負けないように報告しました。

2人とも、中学3年の春を謳歌《おうか》していることを肌《はだ》で感じ、めぐみ先生は安心しました。

「そろそろ高校も考えないといけない時期ですね」

めぐみ先生は、中学3年生の悩《なや》みの代表格ともいえる高校受験について話をもち出しました。すると、2人のそれまで元気に話をしていた声が急に小さくなりました。

「実は……」

はるかが小さな声で自信なさそうに話し始めました。

「私、あんまり勉強が得意ではなくて……。ユキは、いつも理科では学年でトップクラスの成績なのに、私なんて、下から数えてトップクラス。今までは、気にしなかったけれど、3年生になって、先輩《せんぱい》がいなくなって、急に高校受験のことが心配になって……。本当は今日、めぐみ先生に聞いてみたいことがあるんです」

「はるかさん、あんまり勉強は得意ではないのですね。そして、高校受験のことで、私に聞いてみたいことがあるのですね」

「どうしても、私、勉強する気がしないのです。お母さんは、将来のために勉強は大切と言う。勉強しておけば将来、役に立つからっていつも言う。でも、どうしても好きになれない。数学なんて勉強しても、将来の役に立つなんて思えないし。スマホのアプリがあれば、いろんなことを調べられるから生活できると思うし」

はるかは、少し不満げに話し始めました。

「でも中学3年になると、急に高校受験を考えなくてはいけない。今まで先輩がいたから、ずっと先のことと思っていたのに、4月になって先輩がいない学校に来ると、次は自分の番かなって考えてしまう。

……なんで、私、勉強しなくてはいけないのだろう……」

ため息交じりに吐《は》いたはるかの言葉に、ユキは大きく息をのみました。

「今は、勉強の必要性を感じていなくても、もし将来、やりたいことが見つかった時、勉強しているときっと役立つよ。もし将来、はるかが進みたい進路が見つかった時、学力があれば、進みたい進路にきっと進めると思う。だから、今はわからなくても、きっと将来役立つと思うよ」

ユキは、精一杯《せいいっぱい》、はるかのことを思って声をかけました。しかし、はるかの顔は、さらに下を向いてしまいました。

「ユキ、考えてくれてありがとう。お母さんからも、よく同じことを言われる。でも、いくら将来、役に立つと言われても、今は困っていないし、苦手な科目の教科書を開いただけで、気持ちが落ち込んでしまう。私にとっては苦しみ以外の何物でもない。それに……」

途中《とちゅう》まで言いかけて、はるかは急にだまってしまいました。

ユキは声をかけようとしますが、どんな言葉も今のはるかには届かないと思い、何も言葉が浮《う》かびませんでした。こんな時、めぐみ先生はどうするのだろうか。めぐみ先生の方をちらっと見ると、先生はいつもの穏《おだ》やかな表情で、はるかの顔を見守っています。そこには、何があっても安心でき、包み込むような温かく柔《やわ》らかな雰囲気《ふんいき》がありました。

しばらく静かな時間が流れました。

2. 生きることと死ぬこと

「めぐみ先生、最近、こんなことを考えているのです。今でこそ、お母さんは落ち着いていますが、去年の今頃《いまごろ》は、正直あとどのぐらい生きられるのだろうと思っていた。そして、もしかすると、半年後にはどうなっているかわからない。

人は、生まれたならば、必ず死ぬ時が来る。それは、誰《だれ》も避《さ》けることができない現実であると思うのです。だったら、いつか私も死ぬ時が来るのだと、とてつもなく心配になるのです。そして、いつかは死ぬんだったら、どんなに努力しても何をしても意味がないのではないかと。バスケットボールは楽しいけれど、勉強は苦しいだけ。一度しかない命だったら、もっと楽しんで生きても良いのではないかと思うのです」

ユキは、話を聞いて、もっともなこともあるけれど、何かが違うと思いました。しかし、それが何なのかが、よくわからないでいました。めぐみ先生は、うなずきながら、いつもの表情でていねいに聴《き》いています。

「はるかさん、真剣に何かを考えることは、とても大切なことですね。もう少し、はるかさんの思い、聴かせてください」

めぐみ先生が、真剣に聴いてくれていることを感じて、はるかは嬉しくなりました。

「……私、死ぬのが怖《こわ》いのです。お母さんが病気になった時、いつかは自分も死ぬってことを、初めて自分のこととして感じました。それは運が悪ければすぐなのかもしれないと思い、眠《ねむ》れない日も……。

先生は、毎日、具合のわるい患者《かんじゃ》さんを診察していると思います。今まで、先生が診《み》ていた患者さんで、……悲しいけど亡くなった人もいると思います。**先生、人は死ぬ時にどんなことを考えるのでしょう？　怖くはないのですか？**」

はるかは、今までずっと誰にも言えなかった自分の気持ちを打ち明けることができました。

「はるかさん、ご自身の思いを聴かせてくれてありがとう。勉強のことだけではなく、いろいろなことを考えてきたのですね。死ぬことは怖いことなのではないかと案じているのですね」

はるかは、真剣な目でうなずきました。

「勉強の話も大切ですが、まずは死の話から考えましょう。これは、いつかはみんな考えないといけない話ですから」

めぐみ先生は、ゆっくりと話しました。

「『人は死ぬ時に、どんなことを考えるのか』ですね。はるかさんはどう思いますか？」

はるかはしばらく考えていました。静かな時間が流れます。

「私、やはり怖いと思う。だって、息ができなくなるから。きっとすごく苦しくなるのではないかと思う」

はるかは、小さな声で答えました。ユキは、亡くなったおじいさんのことを思い出していました。確かにおじいさん、亡くなる前はあまりご飯を食べなかったし、やせていったけれど、苦しい顔の表情は思い出せませんでした。めぐみ先生は、同じ質問をユキにしました。

「ユキさんは、どう思います？」

「私、おじいちゃんが退院するまでは、毎日病院に行っていました。どんなに好きな食事を持っていっても、あまり食べてくれなかったし、どれほど歩く練習をしようと言っても、横になって寝《ね》てばかりだったけれど。だんだんと体が細くなってやせていきました。でも、私が思い出すおじいちゃんは、すごく苦しいという表情ではなかったと思う。ただ、私はきちんとおじいちゃんに向き合えてなくて……、そっちの方が悔《くや》しい」

ユキは、後悔《こうかい》の気持ちがわいてきました。

「はるかさん、ユキさん。2人とも、真剣に考えてくれてありがとう。生きている者にとって、生きていたいと思う気持ちは自然だと思います。

私たちは、生きている者として、普通《ふつう》は死から遠ざかりたいと考えています。ですから、病気や怪我をした時には、元の元気な体に戻《もど》りたいと思うことは自然だと思います。私も医師として、病気になった人や怪我をされた人に、適切な診断と治療を行うことで、元気な体に戻れるように応援《おうえん》したいと考えています。そのために、新しい医学の知識や学び、技術の研鑽《けんさん》をしてきました。しかし、その一方で、治すことが難しいことにも遭遇《そうぐう》します」

めぐみ先生の真剣なまなざしに、2人は釘付《くぎづ》けでした。

「とくに、がんという病気は簡単ではありません。最近になり、治療方法の進歩から、はるかさんのお母さんのように、がんの進行を抑《おさ》えて、元気な状態を維持《いじ》できることも増えてきました。しかし、すべての人がそうではありません。はるかさん、がんになる人はどのくらいいるか知っていますか？」

急に質問が来て、はるかは少しびっくりしました。

「えー、がんになる人がどのくらいいるかですか？　うーん、よくわからないけれど、どのくらいだろう？」

困っているはるかに、めぐみ先生は助け船を出しました。

「では、100人いたら、何人ぐらいの人ががんになるのでしょう？」

それならわかりやすいと、はるかは、

「たぶん20人ぐらいかな？」

と具体的な数字をあげました。

「では、ユキさんはどうでしょう？」

この流れでユキにも質問が投げかけられました。

「以前、学校の授業で聞いたことがある。たしか、もっと多かったと思う。100人だったら、たぶん半分ぐらいだと……」

ユキは、学校の授業で以前に学んだことを思い出しながら答えました。

「そうですね。2人に1人、つまり100人いれば、おおよそ50人が生涯《しょうがい》でがんになります。がんは怖い病気の一つです。今から50年前であれば、有効な治療は限られていて、早期に見つけなければ、多くの人は病気が発覚してから短い時間の間に亡くなっていました。

ところが今では、医学の進歩から、がんになった人がすぐに亡くなるとは限りません。しかしながら、何年か治療を続けていく中で、だんだんと病気の勢いが勝ってしまうことがあります」

ユキは、先生の話を聞いて、おじいさんのことを思い出していました。

「さて質問に戻りますね。はるかさんからの質問は、『人は死ぬ時にどんなことを考えるのか？　怖くないのか？』でしたね。私は医師として、多くの患者さんとのお別れに関《かか》わってきました。人によって考えることは異なりますが、いくつか共通することがあると仕事を通して学んできました」

2人は真剣な目でめぐみ先生を見つめます。

「最初に結論から言いましょう。死を目の前にして、**怖いと言う人もいれば、怖くないと言う人もいます。**ですから、はるかさんが、怖いという気持ちを持つことは、とても自然なことであり、間違った考えではないと思います。その一方で、死を目の前にしても、怖くないと感じている人もいます」

「そんな人、いるのですか？」

はるかは、とても信じられないという顔で答えました。

「はい、今のはるかさんには、とても信じられないかもしれませんが、まもなくお迎《むか》えが来るとわかっていても、穏やかであり、幸せであると感じている人もいるのです」

めぐみ先生は、しっかりと、そして落ち着いた声で話していきます。

「なんで死ぬとわかっているのに、穏やかとか、幸せとか言えるのですか？」

はるかは、まだ信じられないという顔で尋《たず》ねました。

3. 支えが死を目前にした人を穏やかにする

「それは、支えがあるからです」

「支え？……私が中学2年生の時に初めて先生とお話しした時にも出ていた『支え』ですか？」

「そうですね。人は、何か困難があった時に、ただ苦しむのではありません。苦しむ前には気づかなかった大切なこと、支えに、病気や怪我を通して気づいていくことができるのです。うまく物事がいっている時には、自分に支えがあるなんて気づかない人がいます。しかし、うまくいかないからこそ、その人にとって大切な何か＝支えに気づくことができるのです」

2人は神妙《しんみょう》な顔で先生を見つめています。

「私が担当していた60代の女性は、病気が見つかった時には絶望のあまり、つらい治療は受けたくないと希望されていました。その後、ご主人やお子さんたちと接していくうちに、治療を受ける決心をしました。しかし、そこから5年の月日が流れて、いよいよ治療が難しくなってしまいます。最後はご自宅で過ごしたいと希望され、私が家まで診察に伺《うかが》っていました。その時に、家族にあてて手紙を書いていただいたのです。その一部ですが……」

めぐみ先生は、本棚にあったファイルからその手紙の一部を見せてくれました。

大好きなお父さんへ

今は、こんな風に準備期間があって、
私は良かったと思っています。
だってみんないつかは死ぬんだから。
大変な思いで治療もしたけれど、
急じゃなくて、さようならの時間があって、
今これだけ幸せな時間をもつことができて、
私はすごく良かった。
今までいろんなことがあったけれど、今が一番幸せ！
最後にこれだけ幸せって言える！
だから、お父さんには本当に感謝！
それしかありません。

お父さんのお陰で、今、私は幸せです。
ありがとう。

「すごい……」

2人は絶句しました。

「この方にとっては、今が一番、幸せなのですね。まもなく自分がこの世からお別れをすることを知っていても……」

はるかは、なぜだかわかりませんが、自分の心が動くのを感じていました。今まで、死は怖いものであり、絶望であり、真《ま》っ暗闇《くらやみ》であり、何の希望の光も見えない……、そう信じていたのに、その暗闇の中に、一筋の光がさしたような気持ちになりました。

「この方の支えは、ご主人（お父さん）でした。つらい治療を続けることができたのも、ご主人のおかげであり、今は自宅で一緒《いっしょ》に過ごせているこの時間が、とても幸せに感じたのです。亡くなる2ヶ月前のことでした」

めぐみ先生は、静かにファイルを閉じました。

「すごい方ですね。**……私にも、そのような力があるのでしょうか？**」

それまでじっと話を聞いていたユキが尋ねました。

「もちろんです。ユキさんだって、はるかさんだって、**苦しむ前には気づかなかった大切な**

支えに気づいたならば、きっと信じられない力を持つことができるでしょう」

ユキの瞳《ひとみ》が輝《かがや》きました。

「先生、もう少し、その……〝支え〟ということを、もう少し詳しく教えてくれませんか？」

「もちろん」

めぐみ先生は、笑顔で答えました。

「〝支え〟という考え方は、あまり学校の授業では習わないかもしれませんね。でも、その内容については、それほど難しい考え方ではありません。

例えば、支えの一つは、将来の夢です。私たちは、今まで経験してきたいろいろな出来事から、あんなことがしたい、こんなことがしたいという夢を描《えが》きます。すると、その夢を実現するために、今を生きようとする力がわいてきます。例えば小さい時から野球が好きで、将来、甲子園《こうしえん》に行きたいという夢を描いて、厳しい練習に励む野球好きの中学生もいることでしょう」

「確かに。バスケットボールの練習も同じです。うまくなって試合に勝ちたいという夢があるから厳しい練習もできる。どんなに厳しくても、試合に負けたくないから頑張れた」

ユキにとって、将来の夢があると頑張ることができるという話は、心に響きました。一方、はるかは、少し心配な顔でたずねました。

「私たちみたいにこれからの時間がたくさんある人にとっての将来の夢なら、わかるけれど、まもなくお迎えが来る人にとって、将来の夢なんてあるのですか？」

「もちろん」

笑顔でめぐみ先生は答えました。

「たとえお迎えが近くても、将来の夢はありますよ。例えば、向こうの世界に逝《い》ったとしても、向こうから、子どもたちや孫たちの成長を見守りたいと思う人もいます。向こうに逝ったら、先に逝っている大好きなあの人に会うことができると思う人もいます。この人たちは、死を越《こ》えた将来の夢を持つから、死を目の前にしても穏やかに過ごすことができるのです」

話を聞いて、ユキは亡くなったおじいさんのことを思い出しました。きっとおじいさんは向こうから私のこと見守ってくれていると信じていました。だから、今はおじいさんのことを思い出しても、あまり悲しくならないで過ごすことができています。そして、私がいつか向こうに逝くことがあれば、きっとあのおじいさんにまた会えるのだろうと感じていました。

「**〝支え〟は、将来の夢だけではありません。関係としての支えもあります**」

めぐみ先生は、さらに話を続けました。

「人は、1人ではとても弱くて、小さな困難に出会うだけで、逃《に》げ出したくなります。ところが、**その人のことを心から認めてくれる誰かとのつながりを感じる人は、強くなることができるのです**」

はるかは、お母さんのことを思い出しました。今まで生きてきて、いつも支えてくれたのは、お母さんでした。嬉しい時には一緒に手をたたいて喜んでくれ、悲しい時には、一緒に泣いてくれたお母さん。たとえ、試合に出られなくても、活躍するところを見せられなくても、落ち込んでいたはるかを、まるごと包み込むように認め、そして愛してくれました。そのお母さんがいるから、今の自分があると改めて感じました。

そして、はるかがお母さんのことや怪我のことで悩んでいて、誰にも打ち明けられなかった時、その思いを受けとめてくれたユキやめぐみ先生。その支えは、平穏《へいおん》に過ごしていた時には気づかず、自分がつらい思いをしたからこそ、初めて「人に支えられている」と感じることができたのです。

めぐみ先生は、さらに続けて言いました。

「支えとなる関係は、目で見える人だけではありません。たとえ、**目に見えない存在になったとしても、心と心のつながりがしっかりと築けていれば、支えとして成立します**」

ユキは、亡くなったおじいさんをすぐに思い浮かべました。おじいちゃんは、今は目には見えない存在になっているけれど、でも、私の心の中ではしっかりと生きている。だから、私は大丈夫。大好きなおじいちゃんが、今もどこかで私のことを応援してくれていると感じることができるから。そう強く思いました。

「将来の夢と、支えとなる関係について、紹介《しょうかい》しました。**そして〝支え〟には、もう一つ、選ぶことができる自由という支えがあります**」

「選ぶことができる自由？」

ユキは、聞き慣れない言葉に首をかしげました。

「少しイメージがわかないことでしょう。支えを紹介したきっかけは、死ぬとわかっていても、人は穏やかになれるか、でしたね。でも私たちの人生では、死ぬこと以外にもたくさんの困難があります。もしかしたら、その一つが受験勉強かもしれません。

人は生きていく上で、避けることができない苦しみを抱《かか》えながらも、果たして穏やかになれるのでしょうか。そうなるために大切なものは、将来の夢、支えとなる関係、そして、これから紹介する選ぶことができる自由です。学校で習うとすれば、基本的人権という考え方になるでしょう」

2人は、また神妙な顔で聞き入っています。

「選ぶことができる自由は、基本的人権と関係があるのですね」

はるかは、受験勉強という言葉が出てきたこともあり、より体を前に出して真剣に聞き出しました。

「はい、選ぶことができる自由は、基本的人権と深く関連します。私たちには、1人の人間として選ぶことができる自由があります。引っ越しをする自由、好きな人と結婚できる自由、仕事を選ぶことができる自由などです。なぜ、これが〝支え〟なのかというと、**人にとって選べないことは、耐《た》えがたい苦痛だからです**」

「選べないことは、耐えがたい苦痛なのですね」

はるかは、さらに興味深く感じました。

「はい、そうです。私は、医療という視点で、本人の選択を応援したいと考えています。例えば、病気になっても、希望する場所で過ごすことを選ぶことができれば、本人は穏やかに過ごせることでしょう。そのために、特に住み慣れた自宅や施設《しせつ》で人生の最後まで過ごしたいと希望する人がいれば、その希望がかなうように、応援したいと思います。たとえどんな病気であったとしても、1人の人間として選択の自由は、本人が穏やかに過ごすために大切にしたいことです」

はるかは、大きくうなずきました。

4. 自分の生き方を自分で選んでいく

はるかが話を続けます。

「先生、私、誰にも言っていなかったのですが、進みたい道があるのです。私、勉強は苦手なのですが、実は美術が好きで。バスケットボールと同じか、もしかしたらそれ以上に絵を描《か》くことが好きです。だから、本当は美術が専門的に学べる学校に行きたいと思っていましたが、両親は美術では仕事にならないから、普通の高校に進学してほしいと言うのです。でも、先生の今のお話を聞いて、やはり、私、美術専門の学校に行きたい！　これは、私が選ぶことができる自由と考えて良いのでしょうか？」

めぐみ先生は、いつもの穏やかな表情で話をします。

「もちろん、良いと思いますよ。はるかさん、絵を描くのが好きなのですね。そして、進みたい進路として、美術を専門的に学べる学校を選びたいという希望があるのですね。ご両親としっかりと相談が必要かと思いますが、進みたい道を選ぶことができると、はるかさん、穏やかに過ごせそうですね」

はるかは、肩《かた》の荷《に》をおろしたようにほっとした表情になりました。はるかの表情が変わったのを見て、ユキも何だか嬉しくなりました。その一方で、ユキはまた一つの疑問がわきました。

「先生、確かに選ぶことができる自由は大切だと思うのですが、もし、何でもその人が希望すれば選ぶことができてしまうと、おかしくないですか？　例えば、クラスの同級生が、お腹《なか》が空《す》いたからといって、同じクラスの友人のお弁当を食べたいと希望すれば、それはただの勝手であり、選べる自由があるとは思えないのですが」

この質問にも、めぐみ先生は笑顔で答えます。

「ユキさん、とても大切なことに気づきましたね。そうなのです。選ぶことができる自由は自分だけ選ぶことができれば良いのではなく、相手の自由も認めることが大切になります。**自由はお互《たが》いに認め合うことが大切です。**そうしなければ、クラスも混乱してしまいますよね」

「そうか、確かに自分の自由を認めるように、相手の自由も認めることも大切なのですね。それであれば、なんとなくわかる感じがする」

ユキは、バスケットボール部のキャプテンとして、いろいろな場面を思い出しました。チームワークを大切にする上でも、お互いの自由を認め合うことは、活《い》かせると感じました。

2人の表情を見て、めぐみ先生は安心しました。

そして、こう問いかけました。

「2人には、何か支えがありますか？」

先ほどの不安な顔から一転して、はるかは元気に答えました。

「はい。先生の話を聞いて、**自分にはたくさんの支えがあることに気づきました。**一番はもちろんお母さん。お母さんが喜んでくれるように、精一杯自分のできることをしたいです。あと、バスケットボールも好きだけれど、できれば絵も学びたい。絵を通して、人に喜んでもらえる仕事に将来ついてみたい。選ぶことができないと苦しいという言葉を聞いて、今の自分の苦しみの正体がわかったような気がしました。だからなんだかほっとしています」

はるかの笑顔を見て、めぐみ先生は安心しました。

「先生、私も、今までなんとなくしか思っていなかったのですが、将来、医師になりたいと思うようになりました。私も、将来、先生のように、病気で苦しんでいる人の力になりたい。

おじいちゃんの死を経験して、死ぬって、そして生きるってどんなことだろうとずっと考えてきました。今生きている私ができることはなんだろうと。

私にとっての本当の幸せは、自分がいることで、他《ほか》の誰かが喜んでくれることだということを、おじいちゃんの人生から教わりました。だからいつか、いっぱい勉強して、医師になって、先生と同じように苦しんでいる人の力になりたい。心からそう思うようになりました。きっとおじいちゃん、向こうから応援してくれると思うので。医師になって、将来、苦しむ人の力になりたいと思えば、大きな支えとして、困難と向き合えるような気がしています」

ユキの言葉を聞いて、めぐみ先生は、少し驚《おどろ》いた表情で答えました。

「2人とも、素晴《すば》らしいですね。ユキさんもはるかさんも、夢を追いかけてくださいね。これからお2人が歩んでいく人生は、決して平坦《へいたん》な道ではないでしょう。うまくいかないこともたくさんあると思います。それでも、その苦しみは、将来出会う誰かのためであると信じてください。たとえ絶望に思える困難であったとしても、その苦しみは、必ず将来の誰かのためにあると」

2人の目は、さらに輝いていました。

第４章のまとめ

第４章でめぐみ先生が話していたことをわかりやすくまとめました。
物語を続けて読みたい人は、読み飛ばしていただいて大丈夫です。
後から、「こんなこと話していたな」と、
大事なことを思い出したい時に活用してください。

- 人は死ぬ時に怖いと思う人もいれば、怖くないという人もいる
- 人は自分の支えに気づいた時、死を目の前にしても穏やかであり、幸せと感じることができる
- 支えの一つとして、将来の夢がある。それは未来としての夢でも、生死を越えた将来の夢だとしても、今を生きようとする力につながる
- 関係も、支えの一つ。自分のことを心から認めてくれる誰かとのつながりを感じると、強くなれる。
- 選ぶことができる自由という支えもある。人にとって選べないことは、耐えがたい苦痛だからこそ、選択の自由は穏やかに過ごすために大切なこと
- 自分の生き方を自分で選んでいくことも、選択の自由として支えになる

エピローグ

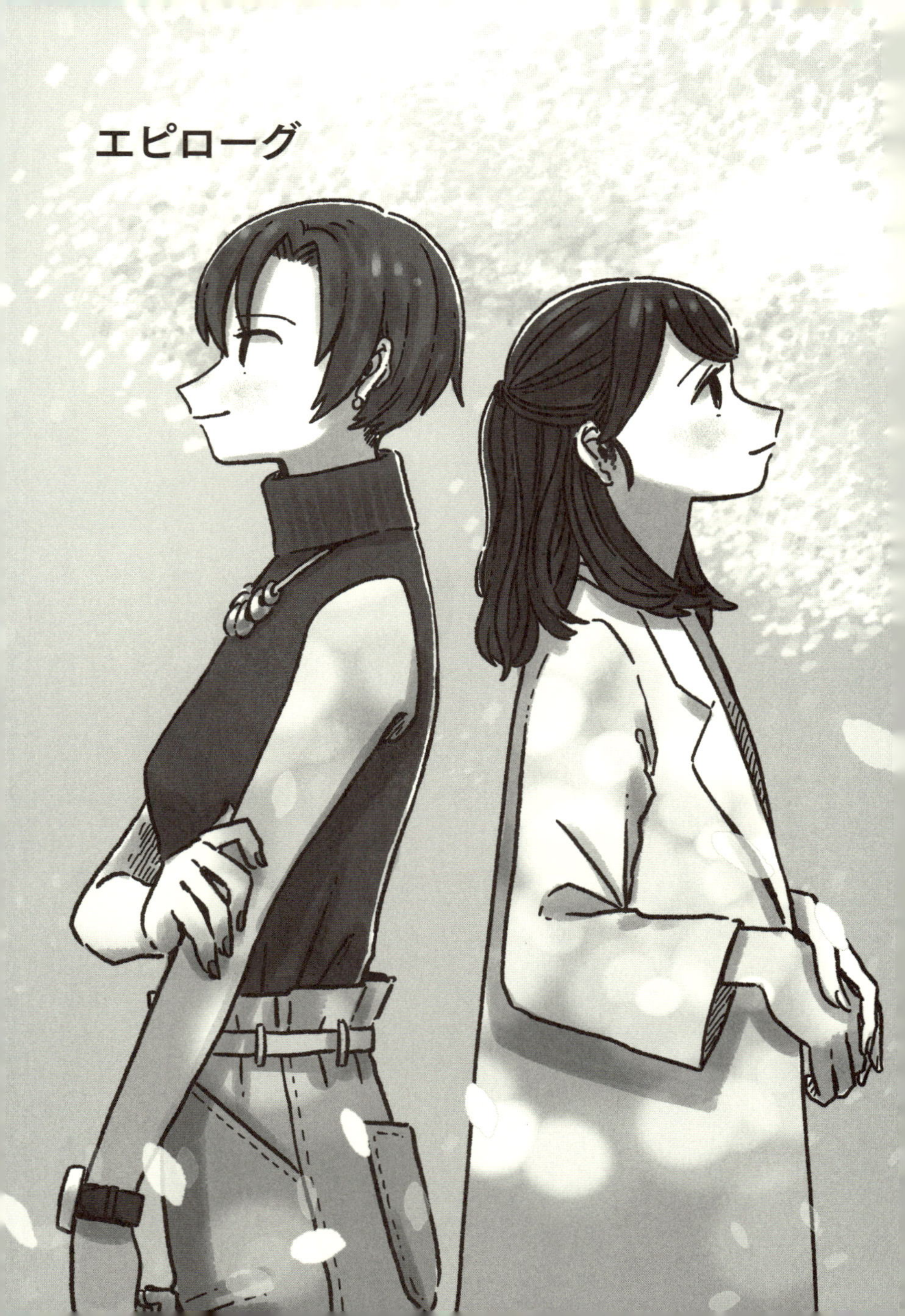

～ユキとはるかのその後～

ユキとはるかが、めぐみ先生の書斎《しょさい》で夢を語ってから15年の月日が経《た》ちました。

「はるかさん、この絵の位置は、ここでいかがですか？」

アシスタントが、額に入った絵を支えながら後ろを振《ふ》り向いていています。

「うーん、そうだね。もう少し下の方が良いかな」

「はい、わかりました！」

はるかは、明日から開催《かいさい》される個展の準備に追われていました。はるかの携帯《けいたい》電話がなりました。親友のユキからでした。

「久しぶり、ユキ。うん、元気してる。うん、こっちも相変わらず。お互《たが》い頑張《がんば》っているね。ユキが出ていた在宅医療《いりょう》のドキュメンタリー番組、インターネットで観《み》たよ。すごく良かった。あの時のめぐみ先生の書斎で話していた夢が、実現できたね。きっとユキのおじいちゃん、天国で喜んでいるよね。こちらは、明日から個展がはじまるので、今日は搬入《はんにゅう》で大《おお》忙《いそが》し。でも、来月には日本に帰るから、約束の同窓会には必ず行くからね」

久しぶりの親友からの電話で、はるかの気分はさらに高まっていました。

はるかは、中学を卒業後、美術コースのある高校に進学しました。そして、アメリカ・ニューヨークにある美術大学を卒業して、現在はニューヨークを中心に活動しています。はるかの描《か》く絵は、観る人の心を温かくする、観るだけで癒《いや》されると評判でした。今では、年に何回も個展を開くほどの実力をつけるまでになりました。

一方、ユキは、無事に医師としての夢を叶《かな》えていました。研修病院で研鑽《けんさん》した後、めぐみ先生と同じように、地域で暮らす患者《かんじゃ》さんのために、在宅医療を専門に活動するようになりました。たとえどれほど病状が重たく、困難を抱《かか》えている患者さんでも、ユキが関《かか》わると笑《え》顔《がお》になります。

それは、めぐみ先生から教えてもらった、大切な学びがあったからです。苦しんでいる人は、自分の苦しみをわかってくれる人がいると嬉《うれ》しいこと。そして、人は苦しみを通して自らの支えに気づく時、穏《おだ》やかに過ごせる可能性があることを実践《じっせん》していたからです。最近では、地域の学校で「折れない心を育てるいのちの授業」と称《しょう》して、そのことを伝えるようになりました。苦しむのは病気の人だけではなく、子どもたちもまた、様々なことに苦しんでいることを知っていたからです。

ユキは思いました。中学生の時、苦しんだからこそ、学んだことがあった。あの時の苦しみがあるから、今の私がある。すべての出来事には、意味がある。そして、大好きなおじいちゃんにできなかったことを、これから出会う患者さんと家族のために心を込めて行っていこうと心に誓《ちか》いました。中学を卒業して15年目の春を迎《むか》えていました。

～想いを引き継ぐ人～

「ユキ先生、私は今まで必死に病気と闘《たたか》ってきました。しかし、もうダメです。もう1人でトイレにも行けない。家族に迷惑《めいわく》ばかりかけています。もう早くお迎えが来ないか……。いつもそんなことばかり考えてしまうのです」

やせた体を起こしながら、必死に医師に向かって訴《うった》える老人がいました。松《まつ》じいさんです。ここは松じいさんの自宅。訪問診療《しんりょう》を受けている時のことでした。傍《かたわ》らの家族、そして医師に付き添《そ》ってきた看護師も、どのように声をかけて良いかわからず、ただただ困った顔をしていました。そこにスッと空気を動かすように、

「今まで必死に病気と闘ってきたのですね。しかし、もう1人でトイレに行けず、家族に迷惑をかけてしまう、もう早くお迎えが来ないかと感じているのですね」

訪問診療のユキ先生が、穏やかに言葉を返しました。

「そうなんです。こんな体になって、本当に悔《くや》しいのです」

唇《くちびる》を震《ふる》わせながら松じいさんは、涙《なみだ》ぐみました。

「こんな体になって、本当に悔しいのですね」

松じいさんは、静かにうなずきます。

しばらく静かな時間が流れました。

「松さん、病気になってこの3年間、本当によく闘ってきました。手術を受けて、抗《こう》がん剤《ざい》

の治療を受けて、副作用もつらかったことを知っています。どうでしょう、振り返ってみて、闘病《とうびょう》中に支えになったものはありますか？」

ユキ先生は、静かに問いかけました。

「やっぱり家族かな。先生、まだ孫が小さいのです。もう少しこの孫の成長を見守りたい、そんな思いで必死に闘いました。本当はね、もう手術もしたくなかったのです。でも、この孫がいたから、だから頑張ってくることができました」

「ご家族、特にお孫さんですね。お孫さんがいたから、頑張ってくることができたのですね」

松じいさんは、小さくうなずきました。

「どんなお孫さんですか？」

「やっぱりかわいいね。どんなに苦しくても、孫の顔を見るだけで苦しさが吹《ふ》っ飛んでしまう。私にとって、希望だね。この孫がいるから、生きてきて良かったと心から思える。先生、何だか元気が出てきた。ありがとう」

ユキ先生は、話しながら笑顔になっていく松じいさんをみて、大丈夫《だいじょうぶ》だと思いました。そして、そばにいた家族も、皆笑顔《みな》になりました。

ユキ先生が、訪問診療を終えて玄関を出ようとする時、見送ってくれていた松じいさんの娘《むすめ》さんが話しかけてきました。

「ユキ先生は、この仕事が天職ですね。先生が来るだけで、父は、すっかり表情が変わっていく。病院にいた時には、誰《だれ》も手がつけられなかった、あの頑固じいさんが、先生が来るだけでこんなに変わってしまう。もう奇跡《きせき》としか思えない」

頬《ほお》に手をあてながらそう話す娘さんの表情は、松じいさんが落ち着いたことで安心しつつ、何だか少し不思議そうでした。

「松さんが、お孫さんという支えに気づいたおかげですね」

ユキ先生は少し微笑《ほほえ》みながら、優《やさ》しい声でそう返しました。

その笑顔に誘《さそ》われ、娘さんはずっと聞いてみたかったことを口にしました。

「先生、ずっと聞いてみたかったんですが、先生は、なんでお医者さんになろうと思ったんですか？」

ユキ先生は、しばらく遠くを見るようなまなざしで考えてから、

「私がなぜこの仕事についたのか……。あれは、私がまだ中学生の頃《ころ》のことです。私にとって、人生を変える大きなきっかけがありました」

ユキ先生にとって、はるか遠くのようでつい昨日のことにも思える出来事をゆっくりと静かに語り出しました。

巻末コラム

「OKプロジェクト（折れない心を育てるいのちの授業プロジェクト）」について

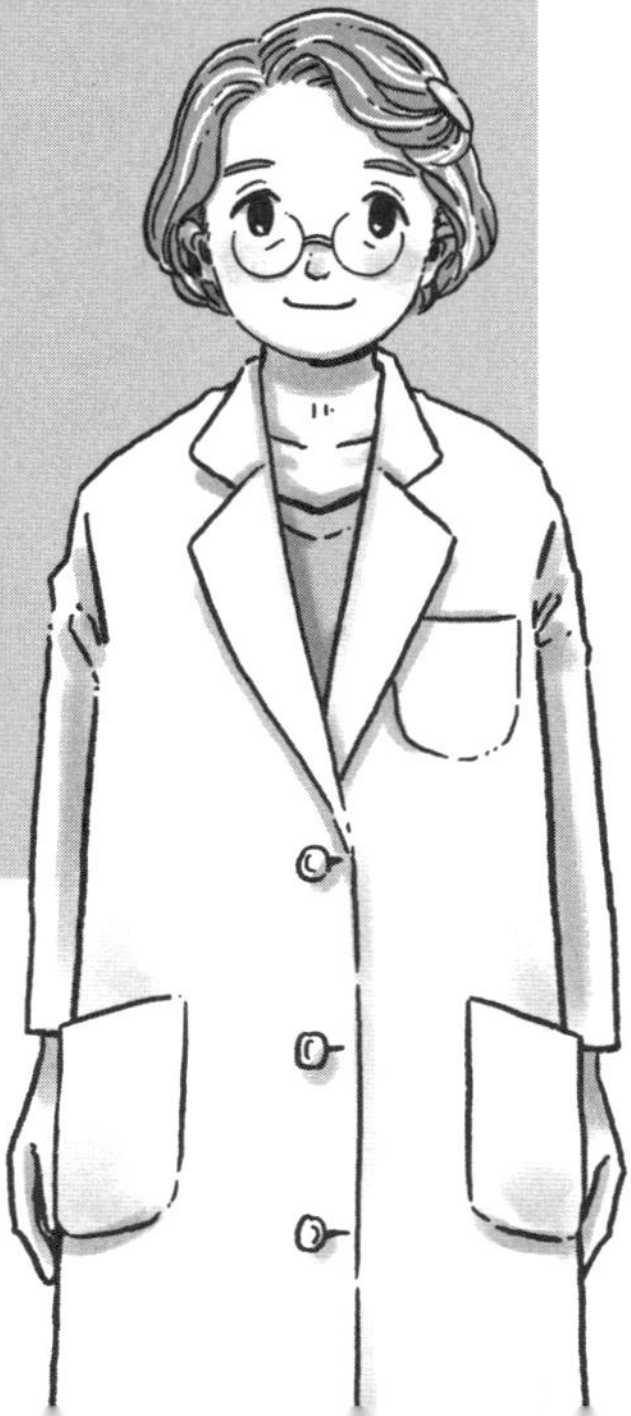

OK プロジェクトの OK とは？

OK の由来は、「I'm OK. You're OK.」と、「折（O）れない心（K）を育てるいのちの授業」ですここまで読んでくださった皆《みな》さん、ありがとうございました。ここからは、今までのお話の内容にも関連している「OKプロジェクト（折れない心を育てるいのちの授業プロジェクト、以下OKプロジェクト）」について、少し紹介《しょうかい》をさせてください。

私は、2000年から小学校、中学校、高校を中心に各地を回って、緩和《かんわ》ケアを専門に行うホスピスの現場で学んできたことを、多くの子どもたちに伝えるため、「ホスピスから学ぶいのちの授業」を600回以上行ってきました。

この授業では、いじめ対策、自殺予防の観点から、命の大切さと共に、人が誰《だれ》かを傷つけたり自らを傷つけたりする理由は「苦しいから」であることを紹介し、たとえ、苦しくても傷つけないで穏《おだ》やかに過ごせることを伝えてきました。

どれほど努力をしても、すべての苦しみをゼロにはできません。それは、医療《いりょう》の現場で目《ま》の当たりにしてきました。まだ生きていたい、小さな子どもを残して死にたくないと嘆《なげ》くお母さんにも出会ってきました。家族に迷惑《めいわく》をかけるぐらいならば、いっそのこと早く死んでしまいたいと訴《うった》えるお父さんも担当しました。緩和ケアという言葉は聞きたくないと言って、病状を認めようとせず、ひとつひとつ自分を失っていく現実に怒《いか》りをぶつけてくる人もいました。

人の命に関《かか》わることは、決してきれいな話だけではありません。どんな励《はげ》ましの言葉も通じません。どれほど力になりたくても、力になれず、苦しむことがあります。それでも、逃《に》げないで苦しむ人と関わり続けたいと心に誓《ちか》ってきました。たとえ治す技術を持った優秀《ゆうしゅう》な医師であったとしても、死を前にした人の前では無力です。時間を過去に戻《もど》すことはできません。失ったものを回復することもできません。唯一《ゆいいつ》、できることは、苦しむ人とともに苦しむことでした。そして、その経験から、苦しみは決して負の要素だけではなく、苦しむ前には気づかなかった大切な自分の「支え」を知ることで、自らの困難と向き合い、自分を大切に思えたり、人に優《やさ》しくなったりすることができることを学び、子どもたちに伝えてきました。

さらには、「いのちの授業をもっと多くの人に伝えたい」という思いが強くなり、「ＯＫプロジェクト」を仲間とともに企画《きかく》し、活動してきました。

ユキとはるか、そしてめぐみ先生のお話の中でも出てきた「反復」の手法や「支え」の考え方なども、このプロジェクトの中に組み込まれています。地域の中で、子どもから高齢者《こうれいしゃ》まで、どのような苦しみに直面しても、人生の最後の日まで穏やかに暮らせる社会を目指して、このプロジェクトは日本各地に広まってきています。

これからの時代、私は様々な苦しみを抱《かか》えた人が増えていくことを案じています。自分が誰からも必要とされてないと苦しんでいる人が、みんなに迷惑をかけるぐらいならば、自分はいない方が良いと悩《なや》む人がいます。誰にも会いたくないと、引きこもってしまう人もいます。苦しみは、決して大きな病気を抱えた人だけのものではありません。誰にでも起こり得るものなのです。しかし、たとえ自分がちっぽけに見えたとしても、たとえ自分が好きになれなくても、たとえ明日に人生が終わることを知っていたとしても、自分を認め、人に優しくなれる可能性があります。そのためには、〝これで良い〟と自分の存在を丸ごと認めてくれる誰かとのつながりが必要です。果たして私たちは、それを持っているでしょうか？

家族や友人や先生や近所の人たちなどがいれば良いです。しかし、その誰かとは、決して目に見える存在とは限りません。たとえ苦しくても、目に見えない伴走者《ばんそうしゃ》に気づく人は幸いです。私たちは、生まれながらにして目に見えない誰かから愛され、守られているからです。その誰かとは、先に逝《い》っているご先祖様かもしれません。大自然や、人を越《こ》えた存在とのつながりを感じる人もいるでしょう。

皆さんを心から愛し、大切にしてくれる誰かがいるから、これからを生きていくことができます。中には、自分にそんな誰かなんていないと嘆く人もいるでしょう。

そんなことはありません。その存在に気づかないだけです。必ず皆さんのことを陰《かげ》で見守り、応援《おうえん》してくれる誰かがいます。皆さんにとって、大切な誰かとのつながりを探し、見つけてください。

これからの時代、地域で苦しむ人に温かな手をさしのべてくれる担《にな》い手が必要です。社会資源が限られていく中、人手不足は深刻になっていきます。誰かを批判していても、良い社会にはなりません。そうであれば、1人でも志のある担い手を増やしていく方が賢明《けんめい》だと私は思います。

「OKプロジェクト」には、目の前で誰かが苦しんでいたら、私たちにできることがあることを広く伝え、そういった人材を育てていくという目的があります。

「OKプロジェクト」を主催《しゅさい》しているエンドオブライフ・ケア協会では、2015年より、人生の最終段階を迎《むか》えた人とその家族を支援するための人材育成を行ってきました。特にこだわってきたことは、解決が難しい苦しみを抱えた人への援助です。この援助は、これからの時代を生きていく若い人たちへの生きる力にもなり得ます。

「ＯＫプロジェクト」の目標は、さまざまな困難に遭遇《そうぐう》する人生において、

1．自分の苦しみに向き合えること

2．目の前で苦しんでいる人に関われること

としています。これにより、自尊感情・自己肯定感《こうてい》が高まることを期待します。

私たちの住む地域が、より良い地域であるために。子どもたちが、安心して生きていくことができる社会であるために。私たちにできることがあります。

このテーマに興味を持った方は、協会主催の講座もあるので、学んでみることをおすすめします。あなたの学びが力になり、誰かの支えとなることでしょう。

私には夢があります。いつの日か、「ＯＫプロジェクト」で学んだ子どもたちが、やがて、社会に出て、苦しむ人と誠実に関わる時代が来るという夢が。

たった1回の出会いで、人生は変わることがあるのです。

Nanaさんの詩を通して

ここでは、物語の中でも紹介《しょうかい》されていた
Nanaさんが残してくれた詩を
紹介します

闘うことをやめた時に

闘《たたか》うことをやめたとき　それは敗北でもなんでもない
闘うことをやめたとき　見えてくる新しい道がある
嵐《あらし》のような葛藤《かっとう》の中で　身も心もボロボロになるだろう
嵐のような葛藤の中で　もう死んでしまいたいと思うだろう
理不尽《りふじん》で不公平な自分の運命《さだめ》をなげき
泣いて　泣いて　泣いて　泣いて　…
泣き疲《つか》れたころに　あきらめがくるだろう
でもそれは敗北でもなんでもない　新しい道なんだ
でもそれは敗北でもなんでもない　穏《おだ》やかな心なんだ
台風一過の青空のように　澄《す》み渡《わた》ったあおい景色
台風一過の青空のように　永遠にひろがる自由な空間
あきらめた時から始まる心の静けさに
ゆっくり　ゆっくり　ゆっくり　ゆっくり　…
笑顔《えがお》だったころの自分を思い出すだろう
闘うことをやめたとき　それは敗北でもなんでもない
ファイティングポーズをやめたその両腕《りょううで》で
自分を抱《だ》きしめてみよう

Nana

大事なこと

きみの瞳《ひとみ》の中に　宇宙がみえる
小さいけれど　無限大のパワーがあふれているね
誰《だれ》にもいえずに今日まで泣いてきたんだね
弱みをみせることが　照れくさかったのかもね
かっこつけたいもんね　自分にもまわりのひとにも
でもね
誰かに甘えてみるってことは
きみが思うほどかっこ悪いことじゃないんだ
もしも　きみが頼《たよ》ってくれたのなら
うれしくおもう仲間が　うれしくおもう大人がたくさんいるよ
いま　ここで　こうして
このメッセージをきみが受けとってくれたのが　初めの一歩
二歩目は小さな声でもいいから　だれかに伝えてみよう
きみの心の声を
きみの瞳の中に宇宙がみえるよ
夢も未来も無限大だから　きみの命がなにより大事だよ

Nana

幸せとは

いつも全力疾走《しっそう》の梨《なし》の妖精《ようせい》は言った
「幸せは自分の心の中にある
恵《めぐ》まれたものを数えると気づくよ」と
人は生まれし時も死にゆく時もひとりなのだから
もともと孤独《こどく》な存在なのかもしれない
自分の弱さに押しつぶされそうで
痛さに涙《なみだ》が落ちそうで
不安でふるえる心を抑《おさ》えきれずに生きている
「もう笑顔になんてなれない」となげく人間に
梨の妖精は言った
「幸せは自分の心の中にある
恵まれたものを数えると気づくよ」と
人は可能性と奇跡《きせき》を秘《ひ》めた存在なのだから
孤独すらも味方にできるかもしれない
不足を数えあげるより
ひとつでも恵まれたものを思いだしてみよう
まだまだ心は強くなれる
扉を開けて優《やさ》しい未来へ歩みだそう

Nana

夢

ゆるゆる　ゆるりと　わたしの時が流れていく
雲はながれ　猫《ねこ》は背のび　花はやさしく微笑《ほほえ》みかける
春を夢みてねむる雪だるま
両手のなかで少しだけ溶《と》けた
ゆるゆる　ゆるりと　あなたの時が流れていく
星はながれ　風はささやき　闇《やみ》をやさしく抱きよせる
夏を夢みてねむるセミの子達
どうかそのまま　起こさずに
ゆるゆる　ゆるりと　世界はまわる
みんなの平和を　願いながら…

Nana

灯り ～AKARI～

暗闇のなかで絶望だと感じたなら
あわてずに、深呼吸
静かにまわりを見渡《みわた》してみよう
どこかに明るく暖かい
ロウソクの炎《ほのお》のような
小さな灯《あか》りが見えてくるはず
怖《こわ》がらずにそっと近づき
その灯りの輪のなかに入ればいい
あなたを受け入れてくれる
優しい優しい場所がきっとある
おそれずに、差しのべられた
温かな手をとればいい
明日あなたが絶望したとしても
どうか忘れないで探してほしい
ゆらゆら揺《ゆ》らめく
穏やかな希望の灯り

Nana

心に咲いた花

遠い昔、母が教えてくれた「虹《にじ》の色」の覚えかた
「あ・お・き・み・あ・い・す」
（赤、オレンジ、黄色、緑、青、インディゴ色、すみれ色）
「あ」めあがりの青空に
「お」おきな夢を描《えが》こう
「き」みを必要としている人がいるから
「み」んなで力を合わせよう
「あ」すへ明日へと歩み続ける
「い」つか折れない夢は叶《かな》うと信じて
「す」なおな心に咲《さ》いた花は、きっと七色

Nana

あとがき

緩和《かんわ》ケアに関《かか》わり26年を迎《むか》え、いつも現場で心に思うことは、仲間を増やしたいとの思いでした。今でも、徐々《じょじょ》に病気が進み、やがて食事がとれなくなり、寝付《ねつ》いていく人に、どのように関わって良いかわからずに、最後は病院に行けば良いと考える人は少なくありません。ホスピスで学んだエッセンスを、誰《だれ》もがわかる共通の言葉で伝えたい、そのような思いから2015年に、有志で一般《いっぱん》社団法人エンドオブライフ・ケア協会を設立しました。

この4年の間に、2日間の人材育成研修を75回以上開催《かいさい》し、受講生は5000人を超えました。学んだ内容をさらに各地域で定期的に学べる地域学習会も全国40カ所以上で開催され、このテーマを伝えることができる認定《にんてい》ファシリテーターが200人を超えました。しかし、医療《いりょう》と介護《かいご》の人たちだけでは社会は変わっていきません。

ホスピスで学んだ苦しむ人への援助《えんじょ》方法は、決していのちが限られた人だけのものではありません。解決が難しい苦しみを抱《かか》えた子どもからお年寄りまで、すべての人が身につけた方が良い援助です。そのような思いから、私は2000年から、主に学校関係を中心に、「いのちの授業」を行ってきました。

できれば、この内容を書籍化《しょせき》したいと考えていました。毎週末の人材育成研修と日々の診療《しんりょう》の中で、本を書くだけの時間は、ほとんどありませんでした。しかし、どうしてもこの時期に伝えたいという思いで、奇跡《きせき》的に、原稿《げんこう》を書き上げることができました。

私にとって、この本は、ＯＫプロジェクトの原点です。この本を通して、さまざまな困難に遭遇《そうぐう》する人生において、自分の苦しみに向き合うことができ、目の前で苦しんでいる人に関われる人が増えていければという強い思いがあります。

２０１９年８月には、ＯＫプロジェクトの認定講師養成研修が始まりました。全国の学校や公民館などで、このテーマを伝えられる認定講師が増えていきます。そして高齢者《こうれいしゃ》が増えつつも、子どもが少なくなっている人口減少時代において、それぞれの地域で生活を送る一人一人にとって、自分を認め、人に優しく、折れない心を持つ社会が実現することを夢見たいと思います。

小澤竹俊

小澤竹俊（おざわ・たけとし）

1963年東京生まれ。世の中で一番、苦しんでいる人のために働きたいと願い、医師を志し、救命救急センター、農村医療に従事した後、1994年より横浜甦生病院 内科・ホスピス勤務、1996年にはホスピス病棟長となる。2006年めぐみ在宅クリニックを開院、院長として現在に至る。
「自分がホスピスで学んだことを伝えたい」との思いから、2000年より学校を中心に「いのちの授業」を展開。 一般向けの講演も数多く行い、「ホスピスマインドの伝道師」として精力的な活動を続けてきた。2013年より、人生の最終段階に対応できる人材育成プロジェクトを開始し、多死時代にむけた人材育成に取り組み、2015年、有志とともに一般社団法人エンドオブライフ・ケア協会を設立し、代表理事に就任。現在に至る。

折《お》れない心《こころ》を育《そだ》てる いのちの授業《じゅぎょう》

著　者　小澤竹俊《おざわたけとし》

2019年 8 月23日　初版発行
2024年12月17日　第 4 刷発行

発行者　山下直久

発　行　株式会社 KADOKAWA
〒102-8177 東京都千代田区富士見 2-13-3

電　話　0570-002-301（ナビダイヤル）

イラスト　かわいちひろ
装丁デザイン　石松あや（しまりすデザインセンター）
ページデザイン　竹越ななお
編集企画　コミック＆キャラクター局 第３編集部
印刷 / 製本　TOPPAN クロレ株式会社

ISBN978-4-04-108663-6　C0095